AF596729

MINISTÈRE DU COMMERCE ET DE L'INDUSTRIE

COMITÉ INTERMINISTÉRIEL
des Plantes Médicinales et des Plantes à Essences

OFFICE NATIONAL
des Matières Premières végétales pour la Droguerie et la Parfumerie

12, *Avenue du Maine*, *PARIS* (*XV*e)

Janvier 1926

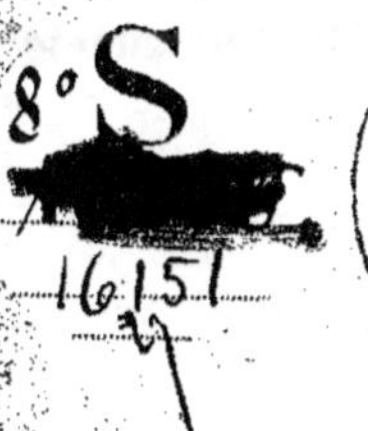

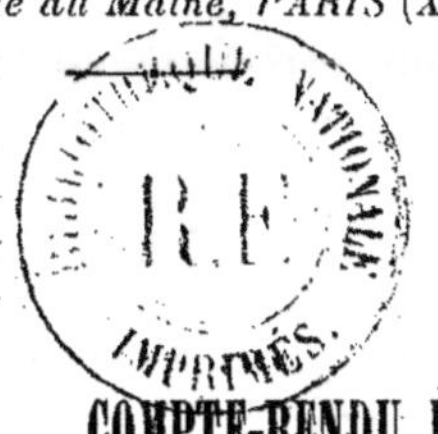

COMPTE-RENDU DU CINQUIÈME CONGRÈS NATIONAL

DE LA

CULTURE DES PLANTES MÉDICINALES

(17-22 JUILLET 1925)

PAR

G. BLAQUE,

DOCTEUR EN PHARMACIE,

SECRÉTAIRE GÉNÉRAL DE L'OFFICE NATIONAL DES MATIÈRES PREMIÈRES POUR LA DROGUERIE ET LA PARFUMERIE.

Prix : 10 francs.

LONS-LE-SAUNIER
Imprimerie L. DECLUME
1926

MINISTÈRE DU COMMERCE ET DE L'INDUSTRIE

OFFICE NATIONAL

DES

Matières Premières végétales pour la Droguerie, la Pharmacie, la Distillerie et la Parfumerie

12, Avenue du Maine, PARIS-XVe

(Fondé en 1919. — Organe d'exécution du Comité Interministériel des Plantes médicinales et à Essences).

Président d'Honneur.. M. CLÉMENTEL, Sénateur, ancien Ministre des Finances.

DIRECTION :

Directeur .... M. le Professeur Em. PERROT.

Secrétaire général.... M. BLAQUE (G), Docteur en Pharmacie, Licencié ès-sciences.

CONSEIL D'ADMINISTRATION :

Président .... M. DARRASSE (Léon).

Vice-Présidents ...... MM. BIENAIMÉ, BUCHET, DE POUMEYROL.

Secrétaire............ M. ELBEL.

Trésorier .... M. PELLIOT.

Membres : MM. AMIC, BAILLY, BAUBE, BOINOT, BOULANGER, CHARABOT, CHEVALIER, DECHAUD, FAURE, GUIGUE, LEPRINCE, PREVET, REGNAULT, DE RICQLÈS, RIPERT, ROCHÉ, ROQUES, SALMON, SANSON, SOSSLER.

Liste des Souscripteurs à l'Office des Matières Premières
pour la période 1924-1929

A. — MEMBRES FONDATEURS.

Souscription annuelle de 1.000 a 5.000 francs.

Astier, 45, rue du Docteur-Blanche, Paris.
A. Bailly, 15, rue de Rome, Paris.
Beytout et Cisterne, 12, boulevard Saint-Martin, Paris.
Bienaimé [Maison Houbigant], 19, rue du Faubourg-Saint-Honoré, Paris.
Bing fils, 43, rue de Paradis, Paris.
Boulanger-Dausse, 4, rue Aubriot, Paris.
Briens, 11, rue Président-Carnot, Lyon.
C. Buchet et Cie, 21, rue des Nonnains-d'Hyères, Paris.
A. Buisson, 157, rue de Sèvres, Paris.
Etablissements Byla, 26, avenue de l'Observatoire, Paris.
Société Cadum, 5, boulevard de la Mission-Marchand, Courbevoie.
H. Canonne, 49, rue Réaumur, Paris.
A. Caubet et fils, 9, rue Junot, Marseille.
Chambre syndicale des Produits pharmaceutiques, 24, rue d'Aumale, Paris.
Charabot et Cie, à Grasse.
Etablissements Chatelain, 107, boulevard de la Mission-Marchand, Courbevoie.
Etablissements Chiris, 51, avenue Victor-Emmanuel-III, Paris.
Comar et Cie, 20, rue des Fossés-Saint-Jacques, Paris.
Compagnie Fermière de Vichy, 24, boulevard des Capucines, Paris.
Compagnie générale d'Outre Mer, 83, rue de la Victoire, Paris.
Coopération pharmaceutique française, 66, rue Dajot, Melun.
Dardanne, 12, rue de la Tour-des-Dames, Paris.
Etablissements Darrasse frères, 13, rue Pavée, Paris.
David Rabot, 45, rue de Bitche, Courbevoie.
Dechaud, 2, cité Bergère, Paris.
Etablissements P.-J. Delannoy, 44, rue Vieille-du-Temple, Paris.
Dumontier et Cousin, à La Membrolle-sur-Choisille (Indre-et-Loire).
Etablissements Esmenard, 11, rue Ferdinand-Duval, Paris.
Famel, 20, rue des Orteaux, Paris.
Fourton et Patriarche, 38, rue Neuve, Clermont-Ferrand.
Freyssinge, 6, rue Abel, Paris.
Dr Fumouze, 78, boulevard Saint-Denis, Paris.
Etablissements Garbit, 150, rue Saint-Pierre, Marseille.
Grémy, 14, rue de Clichy, Paris.
Heudebert et Cie, 85, rue Saint-Germain, Nanterre (Seine).
Hoffmann, Laroche et Cie, 21, place des Vosges, Paris.
Institut des Recherches agronomiques, 42 *bis*, rue de Bourgogne, Paris.
Jaume et Cie, 13, quai de l'Ile-Gloriette, Nantes.
Jourdan frères, 40, rue Tronchet, Lyon.
Laboratoire Noguès, 11, rue Joseph-Bara, Paris.
Laboratoire Robin (R. Gauvin), 13, rue de Poissy, Paris.
Lautier fils, à Grasse (Alpes-Maritimes).
Leprince, 62, rue de la Tour, Paris.
Etablissements H. Pelliot, 24, place des Vosges, Paris.
Pluchon, 36, rue Claude-Lorrain, Paris.
Pointet et Girard, 30, rue des Francs-Bourgeois, Paris.
Etablissements Poulenc frères, 86, rue Vieille-du-Temple, Paris.
Etablissements De Poumeyrol, 157, Grande-Rue Saint-Clair, Lyon.
Prevet, 48, rue des Petites-Ecuries, Paris.
G. Prunier et Cie [Maison Chassaing], 6, rue de la Tacherie, Paris.
H. Regnault, 38 *bis*, avenue de la République, Paris.
Richelet, 6, rue de Belfort, Bayonne.
De Ricqlès, 101, boulevard Victor-Hugo, Saint-Ouen (Seine).

H. Rogier, 19, Avenue de Villiers, Paris.
F. Roques, 36, rue Sainte-Croix-de-la-Bretonnerie, Paris.
Roure-Bertrand, à Grasse.
Etablissements H. Salle [Laurent, Guigue et Cie], 4, rue Elzévir, Paris.
Salmon, 66, rue Dajot, Melun.
A. Sicre, 216, rue de Vanves, Paris.
Etablissements Silbert et Ripert, 30, rue Bénédit, Marseille.
Société du traitement des quinquinas, 13, rue Malher, Paris.
Société générale de la Droguerie française, 7, rue Jules-César, Paris.
Etablissements Sossler et Dorat, 35, rue des Blancs-Manteaux, Paris.
Syndicat de la Droguerie et des Commerces annexes, 12, rue Cannebière, Marseille.
Syndicat de la Parfumerie française, 348, rue Saint-Honoré, Paris.
Syndicat des Pharmacies commerciales, 17, rue de Madrid, Paris.
A Taillandier, 1, route de Sannois, Argenteuil (Seine-et-Oise).
Thiriet et Cie, 28, rue des Ponts, à Nancy.
Union des Industries chimiques, 4, rue de Rome, Paris.
E. Vaillant et Cie, 19, rue Jacob, Paris.
Vernin, 1, rue Dajot, Melun.

B. — MEMBRES ADHÉRENTS.

COTISATION AU-DESSOUS DE 1.000 FRANCS (MINIMA : 250 FRANCS).

Adrian et Cie, 9, rue de la Perle, Paris.
Association amicale des Etudiants en pharmacie, 85, boulevard Saint-Michel, Paris.
Association générale des Herboristes de France, 26, rue des Francs-Bourgeois, Paris.
Association générale des Syndicats pharmaceutiques de France, 13, rue Ballu, Paris.
Barreau-Menant et Cie, 16, rue Saint-Merry, Paris.
E. Baube, 19, rue Sainte-Croix-de-la-Bretonnerie, Paris.
Berthe, 71, rue Saint-Antoine, Paris.
Bossot, 18, rue Paul-Chenavard, Lyon.
Laboratoire Bottu, 35, rue Pergolèse, Paris.
Brocadet, 89, rue du Commerce, Paris.
Carron, 40, rue Milton, Paris.
Carteret, 15, rue d'Argenteuil, Paris.
Cécille, carrefour Rameau, Angers.
Chambre syndicale des Pharmaciens de Lyon et du Rhône, 7 rue Fromagerie, Lyon.
Chambre syndicale des Pharmaciens de la Seine, 5, rue des Grands-Augustins, Paris.
A. Cherblanc fils [Laboratoire Saint-Laurent], à Sainte-Foy-l'Argentière (Rhône).
Cointreau, 63, rue Lafontaine, Angers.
Collemarre, 14, rue Parrot, Paris.
Commissariat de la République du Cameroun (A. E. F.).
Condou, Letort et Cie [Laboratoire Trouette-Perret], 15, rue des Immeubles industriels, Paris.
Cusenier, 226, boulevard Voltaire, Paris.
Delamare, ses Fils et Cie, à Romilly-sur-Andelle (Eure).
Delpech (Henri) [Produits Catillon], 3, Boulevard Saint-Martin, Paris.
Droguerie centrale du Sud-Ouest [Maison Thomas et Trenty], à Agen (Lot-et-Garonne).
Dumesnil, 10, rue du Plâtre, Paris.
Durban, 35, rue des Francs-Bourgeois, Paris.
Ch. Durel, Jay et Naacke, 12, boulevard Lachèze, Montbrison (Loire).
Fabriques de Laire, 123, Quai d'Issy, Issy-les-Moulineaux (Seine).
Fabrique de Produits chimiques « Billault », 22, rue de la Sorbonne, Paris
Fédération des Syndicats pharmaceutiques de Normandie, 13, rue de Fécamp, Le Havre.

Voir suite à la fin du mémoire.

MINISTERE DU COMMERCE ET DE L'INDUSTRIE

Janvier 1926.

COMITÉ INTERMINISTÉRIEL
des Plantes Médicinales et des Plantes à Essences

OFFICE NATIONAL
des Matières Premières végétales pour la Droguerie et la Parfumerie

12, Avenue du Maine, PARIS (XVe)

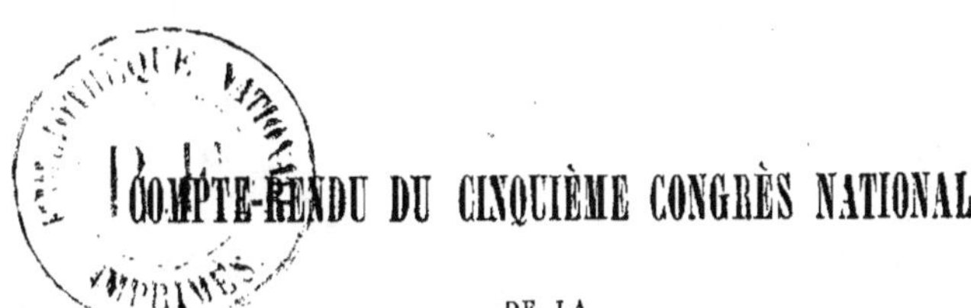

COMPTE-RENDU DU CINQUIÈME CONGRÈS NATIONAL

DE LA

CULTURE DES PLANTES MÉDICINALES

(17-22 JUILLET 1925)

PAR

G. BLAQUE,

DOCTEUR EN PHARMACIE,

SECRÉTAIRE GÉNÉRAL DE L'OFFICE NATIONAL DES MATIÈRES PREMIÈRES POUR LA DROGUERIE ET LA PARFUMERIE.

Prix : 10 francs.

LONS-LE-SAUNIER
Imprimerie L. DECLUME
1926

INTRODUCTION.

Pour la cinquième fois depuis la fondation du *Comité Interministériel des Plantes Médicinales et à Essences*, s'est tenu en France, en juillet dernier, un Congrès National de la Culture des Plantes Médicinales. Il a été organisé en collaboration étroite par l'*Office National des Matières Premières* et les *Services commerciaux de la Compagnie de Paris à Orléans* que dirige, avec tant de distinction, M. l'Ingénieur Poher.

A plusieurs reprises, nous avons signalé l'aide précieuse apportée à l'œuvre de production du Comité Interministériel des Plantes Médicinales par certaines Compagnies de chemins de fer et, en particulier, par celles du P.-L.-M. et du P.-O.

Une fois de plus, les chemins de fer de Paris à Orléans ont bien voulu nous seconder de tout leur appui matériel et moral contribuant ainsi au succès de ce cinquième Congrès : nous leur en sommes profondément reconnaissants.

Cette manifestation, qui s'est déroulée en Bretagne, du 17 au 22 juillet dernier, et dont on lira le Compte-Rendu plus loin, avait, comme ses devancières, attiré un grand nombre de personnalités intéressées à des titres divers à la culture des plantes médicinales et aromatiques. A nouveau, elle a permis de mettre directement en contact, pour le plus grand bien de tous, consommateurs et acheteurs. Et, comme les précédents Congrès, celui qui s'est déroulé en Bretagne portera ses fruits. Par les encouragements officiels prodigués aux récolteurs, il incitera ceux-ci à faire mieux et plus encore ; par les exemples frappants qu'il aura donnés à tous, il suscitera certainement des initiatives nouvelles.

Ce qu'en particulier la *Flore Médicinale « la Bretonne »* a pu montrer aux congressistes dans ses installations de Vannes, d'Elven et de Ste-Anne-d'Auray, aura été pour eux la meilleure démonstration de l'excellence des résultats que peut procurer la culture des plantes médicinales et aromatiques lorsqu'elle est entreprise avec prudence et méthode.

Grâce à l'activité et à l'organisation de l'*Office National des Matières Premières pour la Droguerie*, l'œuvre du Comité Interministériel des Plantes Médicinales se poursuit, lentement peut-être au gré des uns, mais en marquant chaque année des progrès de plus en plus sensibles. Ceux qui s'adonnent à la cueillette et à la culture des « simples » deviennent plus nombreux et leur collaboration est plus efficace.

Les quantités de plantes médicinales récoltées en France s'accroissent et, entre autres preuves, il faut rappeler que les exportations de celles-ci à destination de l'étranger ont augmenté considérablement d'importance en 1924.

Ainsi se trouve démontrée l'efficacité de la propagande en faveur de la cueillette et de la culture des plantes médicinales.

Cette propagande doit être continuée avec opiniâtreté, non seulement pour rendre encore plus importantes nos récoltes, mais pour augmenter le chiffre de nos exportations. Par leurs qualités de toutes sortes : belle présentation, finesse d'arôme, activité, etc..., les plantes médicinales de France s'imposent aux acheteurs du monde entier. Il appartient à l'Office National des Matières Premières, par tous les moyens dont il dispose, de contribuer au développement de ce mouvement d'exportation. Les Congrès qu'il organise chaque année, avec visite aux principaux centres de production, sont parmi les modes les meilleurs de cette propagande et nous devons toute notre gratitude à ceux qui nous aident dans la réalisation de ces manifestations.

C'est pourquoi nous adressons nos remerciements les plus sincères aux personnalités qui ont collaboré à l'organisation de ce Ve Congrès national, en particulier :

à M. Danguy, Directeur des Services agricoles de la Loire-Inférieure, Vice-Président du Comité régional des plantes médicinales de Nantes, qui s'est mis si aimablement à notre disposition et dont le concours nous a été si précieux, à M. Barbedienne, Pharmacien à Vannes, qui a préparé nos excursions dans le Morbihan,

à M. Campan, Inspecteur des Services commerciaux à la Compagnie d'Orléans, pour qui l'organisation des Missions d'études n'a plus de secret,

et à tous les producteurs qui ont bien voulu nous autoriser à visiter leurs cultures (1).

(1) M. Lemée, comme pour les Congrès précédents, s'est chargé de nous fournir la documentation photographique qui illustre ce Compte-Rendu. Nous lui en exprimons nos sincères remerciements.

CINQUIÈME CONGRÈS NATIONAL

DE LA

Culture des Plantes Médicinales

I.— Organisation du Congrès.

a.— COMITÉ D'ORGANISATION.

Présidents d'honneur :

M. MATHIVET, Préfet de la Loire-Inférieure.

M. le Professeur Emile PERROT, Président du Comité Interministériel des Plantes Médicinales et des Plantes à Essences.

Président :

M. Louis DANGUY, Directeur de l'Office départemental agricole de la Loire-Inférieure, Vice-Président du Comité régional des Plantes Médicinales de Nantes.

Secrétaires généraux :

M. Georges BLAQUE, Docteur en Pharmacie, Secrétaire Général de l'*Office National des Matières Premières*.

M. POHER, Ingénieur des Services Commerciaux de la Compagnie d'Orléans.

Membres :

M. BAILLY, Pharmacien, Nantes.

M. BARBEDIENNE, Pharmacien à Vannes.

Mlle BAREL, Pharmacien à Nantes.

M. BERNARD, Inspecteur d'Académie à Nantes.

M. BOUTRON, Professeur à l'Ecole de Médecine et de Pharmacie de Nantes.

M. Boyer, Directeur de la Maison Adrian, Paris.
M. Buord, 15, rue St-Rogatien, Nantes.
M. Brousse, Inspecteur commercial de la Compagnie d'Orléans.
M. Burnouf, Directeur d'Orphelinat agricole à Nantes.
M. Campan, Ingénieur des Services commerciaux de la Compagnie du P.O.
M. Cartier, Pharmacien-Major, Hôpital Broussais, Nantes.
M. Castille, Pharmacien à Paris.
M. Charles, Pharmacien à St-Nazaire.
M. Chastand, Directeur de la Ferme-Ecole de La Placelière (Loire-Inférieure).
M. le Dr Chevalier, 11, rue Mademoiselle, à Versailles.
M. Chopier, 231, rue de Rennes, Nantes.
M. Collesson, Pharmacien à Paris, Vice-Président de la Chambre Syndicale des Pharmaciens de la Seine.
M. Collemarre, Représentant en Droguerie, de Paris.
M. Dolidon, Adjoint au Maire de Nantes.
M. le Dr H. Ferré, Fabricant de produits pharmaceutiques, Paris.
M. Grosseron, Pharmacien-chimiste à Nantes.
M. Gruget, Pharmacien, Directeur de la Succursale de la « Cooper » de Nantes.
M. Guérin, Professeur à l'Institut National Agronomique, Professeur agrégé à la Faculté de Médecine de Paris.
M. Guéguen, Professeur à l'Ecole de Médecine de Nantes.
M. Guigue, des Etablissements H. Salle de Paris.
M. Guilbaud, Pharmacien à Nantes.
M. Jouannic, Pharmacien à Rohan (Morbihan).
M. Jourdan (Edouard), des Etablissements Jourdan frères, de Lyon.
M. Karleskind, des Etablissements Chiris, de Grasse (A.-M.).
M. Lasausse, Professeur à l'Ecole de Médecine et de Pharmacie, Nantes.
M. Laurier, Président de l'Association Générale des Herboristes de France.
M. Leclerc, Docteur en Médecine à Elven.
M. Legal, Pharmacien à Nantes.
M. Lejemble de la Haussaire, Pharmacien à Nantes.
M. Lemée, Pharmacien à Paris.
M. Le Meignen, Docteur en Médecine à Nantes.
M. Lerat, Président du Syndicat des Pharmaciens de la Loire-Inférieure.
M. Lévêque, de Nantes.
M. Levieux, Président du Syndicat National des Herboristes de France.
M. Libaud, Pharmacien auxiliaire, Hôpital Broussais, Nantes.
M. Marguery, Professeur à l'Ecole de Médecine et de Pharmacie à Nantes.
M. Meneux, Pharmacien à Nantes.
M. Merlant, Professeur d'Agriculture à Nantes.
M. Michelet, Vétérinaire départemental à Nantes.
M. Miraillié (Dr), Directeur de l'Ecole de Médecine et de Pharmacie de Nantes.

M. le Dr Moreau-Defarges, Président du Conseil d'Administration de la « Cooper » de Melun (Seine-et-Marne).
M. Morin, Cultivateur de Plantes Médicinales à Milly (Seine-et-Oise).
M. Olivier-Marin, de Nantes.
M. Pelous, Avenue de la Moissonnière, Nantes.
M. Petit (père), ancien Directeur des Services agricoles du Morbihan, Vannes.
M. Petit (fils), Producteur de Plantes Médicinales à Vannes.
M. De Poumeyrol, des Etablissements De Poumeyrol de Lyon, Vice-Président du Syndicat Lyonnais de la droguerie pharmaceutique.
M. Revel, Directeur adjoint de la Société de l'Iode, Paris.
M. Rouzie, Président du Syndicat des Pharmaciens du Morbihan.
M. Sossler, Droguiste à Paris, des Etablissements Sossler et Dorat.
M. Taillandier, Cultivateur de Plantes Médicinales à Masśérac (Loire-Inférieure).
M. Tattevin, Pharmacien à Vannes.

Journaux représentés

Le *Phare de la Loire.*
Le *Populaire de Nantes.*
L'*Echo de la Loire.*
L'*Ouest-Eclair.*
La *Semaine agricole.*

---

b. — PROGRAMME DE LA MISSION

organisée à l'occasion du Ve Congrès National de la culture des Plantes Médicinales (17 au 22 juillet 1925).

Vendredi 17 juillet 1925.

8 h. 45.— Réunion générale à Nantes (Place Graslin).
9 h.— Départ en autos-cars pour La Placelière, par Vertou.
9 h. 30-11 h. 30. — Visite des Cultures de Plantes Médicinales de la ferme-école de La Placelière.
12 h.— Retour à Nantes.
15 h. 30.— Ouverture du Congrès.
16 h.-18 h.— Séance du Congrès.

Samedi 18 juillet.

9 h. 21-9 h. 31.— Nantes Bourse.
10 h. 40.— Arrivée à St-Nazaire.
10 h. 45-11 h. 15.— Départ en voiture Arrivée à Pornichet (Bonne-Source.

11 h. 15-11 h. 45. — Visite des cultures de Plantes Aromatiques de M. Bertoye.

11 h. 45-12 h. 15.— Départ. Arrivée à La Baule.

12 h. 15-13 h. 15.— Déjeuner.

13 h. 15-15 h. 15. — Départ de la Baule pour Le Pouliguen-Le-Croisic-Saillé (Marais Guérandais). Retour à St-Nazaire.

15 h. 30-18 h. 30. — Départ. Arrivée à Vannes, Descente Hôtel du Commerce et de l'Epée.

Dimanche 19 juillet.

8 h. 25. — Départ en autos-cars pour la visite des cultures de Plantes Médicinales « La Bretonne » à Vannes.

8 h. 40-11 h.— Visite des cultures de Vannes et de Ste-Anne d'Auray.

11 h. 30-12 h. 30.— Départ de Ste-Anne d'Auray. Arrivée à Quiberon.

12 h. 30-14 h.— Déjeuner.

14 h. 30-15 h. 30.— Visite à l'Usine Girard (Iode et Extraits de Soude).

16 h.-18 h. — Départ. Retour à Vannes par Carnac, Auray, etc.

Lundi 20 juillet.

8 h.-9 h. 45.— Départ en voiture. Arrivée à Elven.

10 h.-11 h. — Visite de l'Installation des Cultures de M de la Noe, 1er Annexe de la Flore Médicinale « La Bretonne. »

11 h. 30.— Retour à Vannes.

Mardi 21 juillet.

9 h.-11 h. 30. — Départ en voiture pour Sarzeau, St-Gildas, Port-Navalo. Visite des cultures.

12 h.-14 h.— Déjeuner à Port-Navalo.

14 h.-17 h.— Départ pour Sarzeau et Suszinio (séchage de Varechs). Retour à Vannes. Fin de la Mission.

II. — Actes et comptes-rendus du Ve Congrès national de la culture des Plantes médicales.

a) OUVERTURE DU CONGRÈS.

Le Ve Congrès national de la culture des Plantes médicinales s'est ouvert le 17 juillet 1925, dans l'amphithéâtre de l'Ecole de Médecine et de Pharmacie de Nantes, sous la présidence de M. Mathivet, Préfet de la Loire Inférieure, Président d'honneur du Congrès. A ses côtés avaient pris place M. le Professeur Perrot, Président du Comité interministériel des Plantes médicinales et des Plantes à essences, M. Danguy, Directeur de l'Office agricole de la Loire-Inférieure, Vice-Président du Comité régional des Plantes médicales de Nantes :

et MM. Bernard, Inspecteur d'Académie ; Blaque, Secrétaire général de l'Office national des Matières premières ; Brousse, Inspecteur à la Compagnie de Paris-Orléans ; Campan, Inspecteur commercial de la Compagnie de Paris-Orléans ; Dolidon, adjoint au Maire de Nantes ; Joubert des Ouches, Chef de cabinet du Préfet ; Marguery, Professeur à l'Ecole de Médecine et de Pharmacie de Nantes ; Dr Mirallié, Directeur de l'Ecole de Médecine et de Pharmacie de Nantes.

Allocution de M. Mathivet,

Préfet de la Loire Inférieure.

En s'excusant de n'avoir pu assister, comme il l'aurait désiré, à la visite de la Ferme-Ecole de la Placelière, M. Mathivet dit sa satisfaction de pouvoir présider les premiers travaux d'une manifestation aussi utile et aussi pleine d'intérêt que le Ve Congrès national de la culture des Plantes médicales. Sans doute les membres de la mission ne trouveront pas dans la région nantaise une flore médicinale aussi riche et aussi variée que dans nos montagnes des Alpes et de l'Auvergne ; mais malgré tout, M. le

Préfet demeure persuadé qu'ils emporteront de leur passage dans l'Ouest de la France une documentation non négligeable, et surtout qu'ils susciteront des initiatives en démontrant aux populations bretonnes l'avantage qui s'attache à la récolte des plantes médicinales. S'efforcer de développer cette dernière, c'est, dans une certaine mesure, contribuer à diminuer l'importance de nos achats à l'étranger. A ce titre, ainsi que tient à le rappeler M. Mathivet, l'œuvre du *Comité interministériel des Plantes médicinales* est d'ordre essentiellement national et c'est pourquoi il a voulu, par sa présence, démontrer, une fois de plus, l'intérêt que porte le Gouvernement de la République à cet organisme. A tous ceux qui contribuent au développement de ce dernier, il tient à adresser ses félicitations et ses encouragements.

Puis, après avoir souhaité tout le succès désirable à la mission d'études qui va visiter les cultures spéciales de la Loire-Inférieure et du Morbihan, M. Mathivet déclare ouvert le Ve Congrès national de la culture des Plantes médicinales.

*
* *

Allocution de M. Danguy,

Vice-Président du Comité régional des Plantes médicinales de Nantes.

Après avoir souhaité la bienvenue aux membres du Congrès et regretté l'absence parmi eux de M. Col, Président du Comité régional des Plantes médicinales de Nantes, auquel il adresse, au nom de tous, ses vœux les plus sincères de prompt rétablissement, M. Danguy donne connaissance des lettres d'excuses qui ont été adressées au Comité d'organisation du Congrès (1).

(1) S'étaient excusés de ne pouvoir participer aux travaux du Congrès : MM. Fighiera, Directeur des affaires commerciales au Ministère du Commerce; Elbel, Sous-Directeur des accords commerciaux au Ministère du Commerce ; Lavialle, Professeur à la Faculté de Pharmacie de Strasbourg ; Puy, Vice-Président du Comité régional des Plantes médicinales de Grenoble ; Raybaud, Inspecteur principal à la Compagnie P.-L.-M. ; le Directeur de l'Agence économique des territoires africains sous mandat ; Lauriat, Docteur en Pharmacie, à Paris ; Charabot, Inspecteur général de l'enseignement technique, industriel à Grasse ; Fermé, Importateur à Paris ; Nuss, Rédacteur en Chef de l'*Agriculture Nouvelle*, Paris ; Caubet, industriel à Marseille ; Ripert, Docteur en Pharmacie, Marseille ; Professeur Juillet, de Montpellier; Lesage, Directeur de l'Agriculture au Ministère de l'Agriculture ; Gignoux frères et Barbezat, droguistes à Décines (Isère) ; Aubert, Président du Comité des Plantes médicinales de Clermont-Ferrand ; Tessier, Président du Comité des Plantes médicinales de Toulouse ; Bertrand, à Paris ; L. Darrasse, Président du Syndicat général de la Droguerie française ; Sestier, Directeur des Labo-

Puis il dit tout l'intérêt que présente, pour la région bretonne, le passage des membres du Ve Congrès de la culture des Plantes médicinales, et en particulier pour le département de la Loire-Inférieure. A dire vrai, ce dernier a surtout porté son effort, dans le domaine agricole, sur d'autres questions telles que : plantes vivrières, élevage, vigne, marais salants, etc. Toutefois, de timides tentatives de culture de plantes médicinales ont vu le jour récemment en plusieurs endroits, notamment à la Placelière et à St-Viaud. M. Danguy espère qu'elles se développeront dans la suite et que des agriculteurs avisés prendront exemple sur elles.

Si, termine M. Danguy, ces derniers tiennent compte des suggestions du Comité interministériel des Plantes médicinales et à Essences, c'est une branche de plus ajoutée à notre production du sol, production que ne manque pas d'encourager le réseau d'Orléans dont l'intérêt est de transporter le plus de marchandises possible.

Avant de s'asseoir, M. Danguy remercie M. le Dr Mirallié d'avoir bien voulu mettre un amphithéâtre de son Ecole à la disposition des congressistes.

*
* *

Discours de M. le Professeur Perrot.

Après avoir rappelé comment, en pleine guerre, fut créé le *Comité interministériel des Plantes médicinales*, et pour quelles raisons lui fut adjoint, en 1919, un organisme d'exécution : l'*Office national des Matières premières*, M. le Professeur Perrot montre comment cet Office disposant de ressources suffisantes, a pu, dès lors, entreprendre la réalisation des buts imposés au Comité interministériel.

Développer en France et dans nos Colonies la production des plantes médicinales et aromatiques afin de n'être plus tributaires de l'étranger, auquel nous achetons chaque année ces plantes par millions de francs, tels étaient ces buts.

Une propagande par le livre et l'image, par des distributions de tracts et par de nombreuses conférences, a permis de toucher la foule de ceux qui, sous une forme ou une autre, étaient suscep-

ratoires Lumière, à Lyon ; Pelliot, Vice-Président du Syndical général de la Droguerie française ; Salmon, Directeur de la Coopération pharmaceutique française de Melun ; Guerithault, Professeur à l'Ecole de Médecine et de Pharmacie de Nantes ; Labbé, Professeur, Directeur du Muséum d'Histoire naturelle de Nantes.

tibles de s'intéresser à la récolte des plantes médicinales : écoles, établissements hospitaliers, asiles de vieillards, orphelinats, et les techniciens, pharmaciens, herboristes, horticulteurs, etc.

Des comités régionaux étaient de plus constitués dans les villes, sièges des Ecoles de Médecine et de Pharmacie pour recruter des collaborateurs, et M. Perrot se fait un devoir de reconnaître publiquement l'importance du rôle que jouent ces comités régionaux et la part qui leur revient dans la réussite de l'entreprise.

Aujourd'hui, non seulement l'atmosphère nécessaire au succès est créée, mais des résultats tangibles ont pu être obtenus. Nos importations de plantes médicinales ont diminué de 50 % sur ce qu'elles étaient encore en 1919, et partout s'accroît le nombre de ceux qui se livrent à la récolte des plantes médicinales. La collaboration des écoles, jusqu'alors timide, a pris, depuis un an, une forme beaucoup plus active du fait de la participation des « coopératives scolaires » à la récolte des simples. La vente des plantes médicinales est, en effet, une source précieuse de revenus pour les coopératives scolaires dont elle permet d'alimenter rapidement les caisses.

En ce qui concerne la culture des plantes médicinales, des succès, plus importants peut-être, ont été enregistrés grâce à l'effort méthodique et soutenu de l'*Office national des Matières premières* qui, non content d'adresser ses conseils techniques et ses directives aux cultivateurs, leur a fait de larges distributions gratuites de graines et de plants. Une extension considérable a été donnée à la culture en France des plantes médicinales, aromatiques et à essences. De nombreux centres se sont créés, çà et là, dans les régions les plus diverses, tandis que beaucoup de ceux existant déjà se sont considérablement agrandis sous l'action de propagande et des encouragements qui ne leur ont pas été ménagés. La *Menthe poivrée*, type Mitcham, introduite d'Angleterre, est aujourd'hui plantée sur près de 100 hectares, notament dans l'Oise et la Haute-Garonne ; le *Pyrèthre insecticide* (*Chrysanthemum cinerariæfolium*), jusqu'alors produit par la Dalmatie, le Japon et l'Espagne, est désormais cultivé avec succès en Provence et en Languedoc où l'ensemble des plantations existantes représente près de 130 hectares. Demain sera acclimatée dans nos montagnes la *Rhubarbe de Chine*, tandis que des essais d'introduction de diverses plantes de l'Amérique du Nord sont en bonne voie de réussite (*Hydrastis canadensis*, *Podophyllum peltatum*, *Cimicifuga racemosa*, *Grindelia robusta*, etc...)

En terminant son exposé que tous les auditeurs ont suivi avec la plus grande attention, M. le Professeur Perrot souhaite que la Bretagne, où déjà des efforts extrêmement intéressants ont été accomplis, devienne bientôt une région importante de production de plantes médicinales et à essences, d'autant qu'elle est spécialement favorisée par son climat et par son sol.

b) MÉMOIRES LUS AU CONGRÈS.

1. — Les plantes à essences dans les sables de la côte bretonne,

par M. BERTOYE, maire de Pornichet.

La coupe et la distillation de la Lavande sont des opérations pratiquées depuis longtemps dans les régions où elle pousse spontanément.

Mais elles y ont pris, principalement dans les Alpes, un grand développement, il y a une trentaine d'années.

C'est vers cette époque que, faisant mon service militaire dans les Alpes, j'ai vu distiller la Lavande au moyen d'alambics à feu nu que les paysans installaient chaque jour en des endroits différents, à proximité d'un ruisseau et des lieux sur lesquels ils trouvaient des fleurs à couper.

A ce moment, on ne faisait pas encore la culture industrielle de cette plante à parfum et le souvenir de ce que j'avais vu était lié à celui des terrains pauvres et incultes sur lesquels elle vivait et se développait.

Transplanté 25 ans plus tard dans l'Ouest où je fréquentais assidûment le bord de la mer, j'ai été surpris de voir sans utilisation les dunes qui s'étendent le long du rivage de l'Océan et qui représentent des milliers d'hectares. Entre la Barre de Monts et Saint-Gilles, par exemple, il existe une bande de dunes longue de 17 kilomètres sur laquelle il n'existe aucune culture.

L'idée me vint de tenter sur ces sols pauvres des plantations de Lavande et c'est là l'origine de celles qu'avec quelques concours de parents et d'amis, j'ai développées à Pornichet et à Pen-Bron, près du Croisic.

Ces plantations qui ne sont pas encore en plein rapport et qui couvrent dès maintenant plus de 20 hectares ont été faites en partie avec des plants venus des Alpes, de la variété *Delphinensis*, en partie avec des boutures faites sur place et prélevées sur les meilleurs plants en provenance des Alpes. L'énorme quantité de boutures prises ainsi sur les plantations les a quelque peu épuisées, et c'est le motif pour lequel l'époque du plein rapport s'est trouvée retardée.

Ce qui est certain, c'est que les plants racinés, achetés à Ferassières et ailleurs, et mis en terre à Pornichet ne s'y sont développés sérieusement qu'au bout de quelques années ; l'adaptation au sol et au climat ne se fait donc que lentement.

Au contraire, les boutures prises sur les Lavandes en provenance des Alpes un an après leur plantation à Pornichet ont pris très rapidement racine et ont constitué dès la seconde année de magnifiques touffes.

D'où l'on peut conclure que pratiquement il y a intérêt à faire les boutures sur place.

Ce qui est non moins certain, c'est que l'aspect des Lavandes transplantées des Alpes dans l'Ouest ou faites sur place tend à se différencier un peu de celui des plants primitifs ; toutefois, il ne sera possible qu'un peu plus tard de constater si sous l'effet du sol et du climat des variétés nouvelles apparaissent.

Enfin, une leçon à tirer de l'expérience, c'est que les boutures doivent être plantées aussi profondément que possible lorsqu'on les place dans les dunes, parce que la couche superficielle de sable est très sèche la plus grande partie de l'année. Leur extrémité doit être au moins à 15 centimètres de la surface et pour avoir été placés à une moindre profondeur 150.000 pieds plantés à Pen-Bron, qui avaient eu, dès le mois de mars, une jolie frondaison, se sont desséchés dès les premières chaleur. Mais il convient d'ajouter que les plantations de Pen-Bron se trouvent sur une langue de terre qui constitue une presqu'île exposée à tous les vents et qu'ils y sont, sinon toujours violents, du moins très vifs toute l'année : il faut donc tenir compte de leur force desséchante.

La production en fleurs calculée en 1924 sur un champ de 500 mètres carrés, en bon état de rapport, a atteint 145 kilos, ce qui représente une moyenne de 2.800 kilos à l'hectare. Quant au rendement en essence, il oscille entre 650 et 700 grammes par 100 kilos de fleurs.

Mais la production en fleurs dépend beaucoup des circonstances atmosphériques et en 1924 et 1925 des accidents sont venus rappeler que, pour tout ce qui touche aux produits du sol, les années se suivent sans se ressembler et qu'il y a des mécomptes à prévoir.

En 1924, le printemps a été froid et tardif ; en mai, au moment où les pousses se trouvaient particulièrement tendres, un brouillard gélif, brusquement dissipé, les a littéralement cuites ; il y a donc eu très peu de fleurs, surtout dans les bas-fonds.

En 1925, la vague exceptionnelle de chaleur qui s'est fait sentir en mai au moment où les fleurs commencent à se former les a échaudées. D'où une récolte insignifiante.

Après les mauvaises années, il doit y en avoir de bonnes ; tous les espoirs sont pour l'an prochain.

Et pour mettre toutes les chances du bon côté, de légers labours seront faits en 1925-1926, tandis qu'à titre d'expérience il n'avaient pas été pratiqués en 1924 et en 1925 ; il paraît en effet établi, par comparaison avec quelques étendues sur lesquelles ils ont été faits, que ces labours ont une très heureuse influence sur le développement des plantes dans un sol sablonneux où le tassement se produit très vite.

Quant à la qualité de l'essence, on peut affirmer qu'elle est très bonne. Analysée, en 1923, au Laboratoire de la Faculté de Paris, par le Docteur LABBÉ, elle a révélé une teneur de 44,2 % en éther acétate de linalyle et une odeur puissante, douce et fleurie.

Mais je dois reconnaître que les résultats pratiques sont longs à obtenir et que la période de production normale, pour une plantation importante, ne peut guère être escomptée avant 6 ou 7 ans. L'expérience commencée à Pornichet et à Pen-Bron provoquera un jour des imitateurs, dont le pays profitera, mais l'heure en est encore lointaine en ce qui concerne la Lavande.

Par contre, ce qui est susceptible, sinon d'un développement plus rapide, du moins d'un succès facile, c'est la culture du Romarin. Il suffit d'en piquer une tige dans le sable, à bonne profondeur, pour obtenir au bout de 6 à 7 ans et sans aucun soin un arbuste qui prendra alors très vite une taille intéressante et sur lequel on pourra couper tous les deux ans, peut-être même chaque année, fleurs et branches sans le fatiguer. Il y aurait une expérience à tenter pour essayer de développer sa culture sur de vastes étendues.

J'en aurais fini si je n'avais à vous dire un mot d'une autre culture entreprise sur les dunes de Pen Bron, celle de l'iris, variété *Pallida Germanica*. Il en a été planté 8.000 en septembre 1922 et 150.000 en septembre 1923 ; ce sont des plançons provenant de Corbonod (Ain), qui ont depuis lors une vivacité soutenue que n'a malheureusement pas accompagné un développement rapide de la partie verte et du tubercule. Cela tient vraisemblablement à la difficulté que ces plants ont eu à s'acclimater dans la région et dans un sol différent de celui d'où ils sont sortis. Il est à espérer que l'an prochain on pourra mieux apprécier les résultats de cette expérience et qu'ils seront favorables.

Tels sont les enseignements qui se dégagent de la tentative que j'ai faite pour développer dans la presqu'île Guérandaise la culture de certaines plantes à parfum ; elle devrait réussir, mais elle nécessite, à côté de l'effort, une grande patience et beaucoup de constance. Je tâcherai d'en avoir, heureux que je serais de voir un jour se produire de bons résultats pratiques qui décideront d'autres personnes à suivre l'exemple donné.

---

2. — La Récolte des Algues marines en Bretagne et leur utilisation,

par M. le Professeur P. GUÉRIN,

de l'Institut National Agronomique.

Vieille de plusieurs siècles, la question de l'utilisation des Algues marines demeure toujours d'actualité et l'on peut dire que la guerre lui a donné en quelques sorte un regain de jeunesse.

C'est, en effet, depuis un temps immémorial que le goémon arraché des rochers et amené sur la grève est utilisé comme engrais et c'est au début du XVIIe siècle, semble-t-il, que commença l'exploitation industrielle des varechs pour l'obtention du carbonate de soude, d'abord, puis, après l'invention de la soude artificielle par Leblanc, pour l'extraction de la potasse et de l'iode. Si, plus tard, ces deux derniers produits ont pu être retirés des minerais, à moindre frais, la récolte du goémon n'en a pas été abandonnée pour cela, les nécessités de la guerre nous ayant contraints de nouveau à l'exploitation intensive des Algues.

Les Algues vertes, peu abondantes d'ailleurs dans la mer, n'offrent, au point de vue auquel nous nous plaçons, aucun intérêt. Certaines Algues rouges mériteront bien de retenir l'attention pendant quelques instants, mais nous aurons surtout à parler des Algues brunes, de celles, en particulier, qui appartiennent aux genres *Fucus* et *Laminaria* et qui constituent presque à elles seules ce que l'on désigne communément sous les noms de *varechs* et de *goémons* (1).

I. — Récolte des Algues marines.

En son article premier, le décret impérial du 8 février 1868, relatif à la récolte des herbes marines, classe les varechs ou goémons en trois catégories : goémons de rive ; goémons poussant en mer ; goémons venant épaves à la côte.

Goémons de rive. Les goémons de rive sont ceux qui tiennent au sol et que l'on peut atteindre de pied aux basses mers d'équinoxe. Diverses espèces du genre *Fucus*, en particulier le *F. vesiculosus* L. et aussi l'*Ascophyllum nodosum* Le. Jol., représentent la grande masse des goémons de rive.

Le *Fucus vesiculosus* L. est l'algue de rive peut-être la plus importante. Sa fronde, dichotomisée, peut atteindre 40-50 centim. et même davantage ; elle renferme dans son épaisseur des vésicules saillantes remplies d'air, ou *aérocystes*, qui jouent le rôle de flotteurs. Cette algue peut vivre dans les eaux des fleuves, près des embouchures et même s'avancer presque au point où la marée se fait encore sentir.

En descendant davantage vers la basse mer, on rencontre le *Fucus serratus* L. dont les frondes, découpées en dents de scie, n'ont jamais d'aérocystes, et sont recouvertes de poils nombreux, très nets.

L'espèce du niveau le plus élevé est le *Fucus platycarpus* Thur. qui ne possède pas non plus d'aérocystes, mais dont la fronde rappelle celle du *Fucus vesiculosus* L. Ses dimensions sont de dix à quarante centimètres.

L'*Ascophyllum nodosum* Le Jol. se rencontre au niveau du *F. vesiculosus* L., mais seulement dans les stations abritées, sinon un peu vaseuses, bien qu'il s'attache lui aussi sur les rochers. Ses dimensions habituelles ne dépassent pas un mètre, mais il existe des individus plus longs. Pendant l'été, la plante possède de volumineux aérocystes atteignant même plusieurs centimètres de longueur. Grâce à ces flotteurs, les rameaux détachés sont quelque-

(1) Les ouvrages si intéressants et si documentés de C. Sauvageau (*Utilisation des Algues marines*, O. Doin, Paris 1920) et de Vincent (*Les Algues marines et leurs emplois agricoles, alimentaires, industriels*, J.-B. Ballière et fils, Paris et Le Goazion, Quimper. 1924) nous ont permis de compléter, pour la rédaction de cet article, les observations que nous avons faites au cours de nombreux séjours à Brignogan, commune de Plounéour-Trez (Finistère).

fois entraînés par les courants jusqu'à des centaines de kilomètres de leur lieu d'origine

Goémons poussant en mer. — Les goémons poussant en mer ne peuvent être atteints qu'à la basse mer des marées d'équinoxe et encore ne sont-ils le plus souvent abordables qu'au moyen d'embarcations. C'est le vrai goémon de fond constitué par des Laminariacées (Laminaires et *Sacchoriza bulbosa* de la Pyl.).

Les laminaires sont les Algues les plus grandes de nos côtes. Fixées aux rochers par des crampons très développés ressemblant à des racines, elles possèdent une sorte de tige (*stipe*), parfois longue de près d'un mètre, terminée par une *fronde* ou *lame*, entière dans le *Laminaria saccharina* Lamour., divisée dans les *L. Cloustoni* Edm. et *L. flexicaulis* Le Jol.

Ces deux dernières espèces, à stipe arrondi, lisse dans *L. flexicaulis* Le Jol., rugueux dans le *L. Cloustoni* Edm., et à lame découpée, ont d'abord été confondues sous le nom de *L. digitata*. Distinguées ensuite, en 1834, par le Rév. Ch. Clouston, elles ont été étudiées avec soin par Le Jolis, qui a justifié leur séparation par des caractères tirés à la fois de la morphologie externe et de la structure anatomique. Des canaux mucifères, dont le développement a été étudié par L. Guignard, se rencontrent à la fois dans le stipe et dans la lame du *L. Cloustoni* Edm., tandis que, chez le *L. flexicaulis* Le Jol. ils n'existent que dans la lame.

Dans son plein développement, le *L. saccharina* Lamour. se présente sous la forme d'un large ruban simple et ondulé crispé, atteignant souvent 3 à 4 mètres, porté par un stipe cylindrique, étroit, court en comparaison de la longueur de la lame. La plante, en séchant lentement à l'air, montre à sa surface des efflorescences blanches constituées en partie par de la mannite.

Aux trois espèces de Laminaires mentionnées, on peut en ajouter une quatrième, observée pour la première fois en France, il y a une dizaine d'années par C. Sauvageau, le *L. Lejolisii* Sauv., dont le stipe gros, flexible et lisse est surmonté d'une lame blanchâtre, de la teinte d'une plante étiolée.

A l'inverse des Laminaires qui ont un stipe de section arrondie, le *Sacchoriza bulbosa* de la Pyl. possède un stipe plat dont la longueur atteint un à deux mètres et la largeur un décimètre. Ce stipe semble sortir d'une grosse masse creuse fixatrice, irrégulièrement bosselée, lisse ou couverte d'aspérités, assez improprement appelée bulbe. Bien que le *Sacchoriza bulbosa* de la Pyl. soit la plus grande Laminariacée de nos côtes, il est annuel.

Au goémon de fond se rapporte aussi une Fucacée, l'*Halidris siliquosa* Lyngb., qui forme de longues touffes brunes de 1 mètre et plus, constituées par des axes étroits, comprimés, qui portent de nombreux rameaux distiques semblables à eux ; des rameaux spéciaux se terminent par de longues vésicules aérifères cloisonnées en logettes, rappelant par leur forme une silique de Crucifère.

Goémons épaves. — Les goémons épaves sont ceux qui, détachés par la mer, sont portés à la côte par le flot. Ils comprennent les Algues les plus diverses (*Fucus*, Laminaires et autres Algues brunes, Algues rouges et Algues vertes) et des Zostères (1).

Dans la nomenclature précédente, sans valeur au point de vue scientifique, ne rentre pas le *goémon blanc* ou Carragaheen (*Chondrus crispus* Lyngb.) qui est une Algue rouge, et dont la cueillette est, comme nous le verrons, une source de profit.

De teinte variant du pourpre foncé au vert, cette Algue est abondante en Bretagne où elle croît sur les rochers qui découvrent à basse mer, en touffes isolées ou en gazons plus ou moins étendus hauts de quelques centimètres.

Récolte des Goémons. - Nombreux sont les décrets, ordonnances et arrêtés qui, depuis 1681, ont réglementé la coupe des goémons de rive et de fond et le ramassage des goémons épaves. A quels règlements est actuellement soumise la récolte de ces divers goémons ?

Le goémon épave peut être recueilli à toute époque de l'année, en n'importe quel lieu et par tout citoyen français. Ramené sur le haut des grèves ou sur les dunes, au moyen de civières ou avec des voitures, il est étalé afin de sécher. Il est ensuite ramassé et mis en meules jusqu'au moment de l'emploi ou de la vente. A l'arrière-saison, où sa dessiccation est devenue plus difficile, sinon impossible, le goémon épave est utilisé aussitôt après la récolte.

La récolte des goémons de rive n'appartient qu'aux habitants des communes dont le territoire borde le littoral. Tout habitant qui réside dans la commune depuis six mois a le droit de participer à cette récolte.

Les propriétaires de terres cultivées situées dans les communes du littoral ont droit à la récolte du goémon de rive sans être tenus de justifier du fait d'habitation lorsque ces terres ont une contenance de 15 ares au moins et qu'elles sont exploitées par eux.

(1) Ces Zostères (Phanérogames) se présentent sous l'aspect de longs rubans verts qui, une fois desséchés, sont utilisés pour la confection de matelas et pour les emballages.

Les lots de goémons sont partagés entre les habitants. Dans le syndicat de Plounéour-Trez, par exemple, ce partage se fait tous les quatre ans. Les lots sont établis d'après le nombre des membres de chaque famille : un lot pour le père, un lot pour la mère, un lot pour chacun des enfants, et aussi pour les gens à leur service. Les personnes qui ne récoltent pas leur goémon peuvent céder leur lot à des habitants de la commune, mais pas à des étrangers. Certains récolteurs arrivent ainsi à rassembler vingt-cinq à trente lots et même davantage.

Les époques et les jours autorisés pour la coupe des goémons de rive sont fixés par l'autorité municipale. Certains Maires, comme dans le syndicat de Roscoff, ont réservé aux pauvres et à ceux ne disposant que de civières ou de brouettes le premier jour de la récolte. D'autres ont limité le ramassage en vue de protéger les espèces. La majorité d'entre eux n'ont qu'une seule coupe. En raison des besoins agricoles, deux coupes ont lieu, chaque année, à St-Pol de Léon et à Roscoff, en février et en novembre.

En 1925, dans le syndicat de Plounéour-Trez, la coupe du goémon de rive a été autorisée du commencement de février au commencement de juillet.

Les périodes de récolte des goémons de rive se concilient-elles avec celles de la reproduction de ces plantes ? Dans quelles mesure permettent-elles la conservation des espèces ?

Si les dates sont le plus souvent convenablement choisies, les périodes de coupe sont, de l'avis de Vincent, généralement trop longues. A l'exception des régions à primeurs, où une seule coupe de quelques jours pourrait être autorisée à l'automne, la récolte ne devrait avoir lieu, selon lui, que du 15 février au 15 mars, et être rigoureusement surveillée. Vincent préconise la constitution de réserves, à la façon de celles de nos forêts. Comme les Algues ont, dit-il, une puissance de reconstitution considérable, la surface réservée annuellement, et changée périodiquement, pourrait n'être que le cinquantième de la surface totale.

S'il n'est pas utilisé immédiatement, le goémon, après dessiccation, est mis en meules de 6 à 10 mètres de circonférence sur 1 m. 50 environ de hauteur que l'on recouvre de blocs de gazon pour les garantir du vent et de la pluie. Dispersées parfois par centaines le long des dunes, ces meules prennent, sous les reflets du soleil, une teinte vieux cuivre souvent du plus bel effet, contribuant ainsi à imprimer à certaines côtes bretonnes un aspect tout particulier qui ne manque pas de pittoresque.

La récolte des goémons poussant en mer (goémons de fond, Laminaires) est autorisée toute l'année et se pratique d'une façon différente de celle des goémons de rive. C'est au moyen de bateaux que s'effectue, d'une façon générale, la récolte des goémons de fond. Le droit de récolte est accordé aux pêcheurs ainsi qu'aux propriétaires de bateaux, ces derniers moyennant une redevance annuelle qui est actuellement de 41 fr. 65.

La coupe des Laminaires se fait, dans la région de Brignogan, avec des faucilles à long manche désignées sous le nom de « guillotines ». Placées dans les embarcations, au moyen de fourches à 4-5 dents recourbées, les Laminaires sont amenées jusqu'à la grève d'où les voitures les transportent sur les dunes. Là, elles sont étalées, et, après dessiccation, mises en meules en attendant leur incinération.

La récolte du *goémon blanc* ou Carragaheen (*Chondrus crispus* Lyngb.), généralement autorisée de mai à fin septembre (jusqu'au 31 octobre dans le syndicat de Plounéour-Trez), ne se pratique qu'à l'époque des grandes marées. La cueillette commence lorsque la mer est presque retirée, les collecteurs entrant dans l'eau jusqu'à mi-jambe et souvent jusqu'à la ceinture.

Entassé dans des sacs et des paniers, le produit de la récolte amené sur les dunes est soumis à un triage grossier qui en sépare les Algues étrangères. Etalé ensuite sur les gazons qui bordent la mer, le goémon ne tarde pas à perdre sa teinte rose violacé. Après avoir été retourné plusieurs fois, il est devenu blanc-jaunâtre et a acquis une consistance cartilagineuse. C'est à cet état qu'il est entassé dans des sacs et livré aux entrepositaires.

II. Utilisation des Algues marines.

A. — Le goémon comme engrais.

Les agriculteurs utilisent pour l'amendement des terres, depuis une époque très reculée, le goémon épave et le goémon de rive. Les Laminaires constituent, elles aussi, un excellent engrais, mais celles qui sont recueillies et récoltées pendant la belle saison, et dont on a pu obtenir la dessiccation, sont réservées presque en totalité pour l'extraction de l'iode.

La valeur du goémon épave est difficile à fixer puisque la composition de ce goémon varie selon les saisons et la végétation côtière. En Bretagne, où les Laminaires abondent, elles en constituent la majeure partie, en hiver comme en été ; aussi le goémon épave se trouve-t-il, ici, presque aussi estimé que le goémon de rive. Il peut être employé frais lorsque sa récolte correspond aux époques des fumures des terrains.

Les goémons coupés de février à mai, et qui sont alors à leur maximum de richesse en principes fertilisants sont, le plus souvent, dès leur récolte, répandus à la surface du sol. Une grande partie toutefois est mise en meules pour être utilisée ultérieurement.

Les goémons de rive, pour une humidité presque égale à celle du fumier, sont plus riches en azote et contiennent le triple de sels potassiques. On peut les considérer comme des engrais apportant de l'azote et de la potasse de même valeur que l'azote et la potasse des engrais chimiques commerciaux. VINCENT estime, à la suite d'expériences culturales sur la pomme de terre et la betterave, que 1.000 kilogrammes de goémons de rive peuvent se substituer à 2.600 kilogrammes de fumier sous le rapport de l'azote et de la potasse.

Mais les goémons de rive ne sont pas des engrais complets, car il leur manque de l'acide phosphorique. Cet acide est incontestablement l engrais complémentaire des fucus employés seuls, et il est possible d'obtenir de hauts rendements par des fumures aux goémons complétés par du superphosphate et du sulfate d'ammoniaque.

Sur toutes les côtes où abondent les goémons, il est possible, grâce à leur emploi, d'obtenir de certaines plantes le maximum de rendement. Aussi les cultivateurs n'hésitent-ils pas à les payer fort cher (1). Dans la région de St-Pol de Léon, c'est à ces goémons, le climat aidant, que l'on doit cette fertilité qui étonne les visiteurs et qui a fait donner à cette partie de la côte le nom de « Ceinture dorée ». Pommes de terre, choux fleurs, artichauts, oignons et échalotes y poussent avec une rare vigueur. La terre, très morcelée, s'y loue aux environ de mille francs l'hectare, la vente, plutôt rare, pouvant atteindre 40.000 francs.

C'est aussi à l'emploi des algues comme engrais que Plougastel-Daoulas doit ses importantes productions de fraises-primeurs, de pommes de terre, de petits pois. Il en est de même de la région de Pont-l'Abbé qui produit de grosses quantités de pommes de terre dont une grande partie va en Angleterre, et des petits pois qui alimentent de nombreuses usines à conserves. On pourrait en dire autant de l'île de Ré.

L'engrais marin ne communique aux légumes aucun goût particulier, mais le vin de vignes n'ayant reçu uniquement ou presque que cet engrais possède un goût de terroir assez prononcé qui en

(1) En 1924, 1.680 tonnes de goémon sec ont été expédiées de la gare de Brignogan, et 1.820 tonnes de celle de Plounéour-Trez, à destination principalement de St-Pol de Léon et de Roscoff, au prix de 110 à 120 francs la tonne.

diminue la valeur marchande. Le fait est connu à l'île de Ré ; Vincent a eu l'occasion d'en avoir une confirmation à St-Guénolé.

B. — Les Algues dans l'industrie.

1. Extraction de l'iode. — Les Laminaires peuvent bien être, avons-nous dit, utilisées comme engrais, mais, en réalité, deux d'entres elles *L. flexicaulis* Le Jol. et *L. Cloustoni* Edm sont à peu près exclusivement réservées pour l'extraction de l'iode, comme étant les plus riches en cet élément (1). Le *L. saccharina* n'est jamais employé dans ce but.

Les usines extrayant l'iode des Algues marines traitent les cendres d'Algues. Voyons comment elles sont obtenues.

L'incinération des Algues se fait le plus souvent dans des fours très simplement construits, installés sur le sommet des dunes et souvent désignés sous le nom de « fours à iode ». Ce sont de simples rigoles dont le fond et les parois sont constitués par des blocs de pierre grossièrement assemblés. Leur longueur, variable suivant les régions, peut atteindre 10 mètres sur une largeur de 0 m. 55 à 0 m. 60 et une profondeur de 0 m. 40. L'activité de ces fours se révèle de loin en loin par de longues traînées de fumées blanches d'odeur spéciale, mais non suffocante (2).

Une fois allumé, au moyen de branches d'ajonc, le feu est alimenté par les Laminaires que l'on éparpille en minces couches tout le long de la rigole. On obtient, dans ces conditions, une bouillie épaisse, de couleur gris noirâtre qui, une fois refroidie, se solidifie en une masse très dure, qu'il faut briser pour extraire

(1) Toutes les Algues marines renfermant une plus ou moins grande quantité d'iode, il y a lieu de se demander si ce corps ne joue pas quelque rôle lors de l'utilisation de ces algues comme engrais. Si on lui refuse celui d'agent fertilisant, peut-être est-on en droit de lui accorder celui de stimulant, de catalysant.

(2) Bien qu'une Commission de trois membres choisis par l'Académie des Sciences ait établi « que la fumée du varecq n'avoit par elle-même aucune suite dangereuse », l'article 6 de la Déclaration du 30 octobre 1772 contient encore, à l'adresse des fabricants de soude, les recommandations suivantes : « leur faisons très-expresses inhibitions et défenses d'allumer leurs fourneaux dans les temps où les vents venant de la mer porteraient les fumées sur les terres. Voulons néanmoins que dans le cas où les vents qui portoient d'abord les fumées à la mer venant à changer tout à coup, ils ne pourroient éteindre subitement sans risquer de perdre leurs marchandises, ils puissent continuer de brûler pendant deux heures,.... et ledit temps passé, ne pourront continuer de brûler sous quelque cause et prétexte que ce soit, à peine d'amend de trois cents livres ».

du four et qui constitue la « soude de varechs », les « pains de soude » (1).

Ces cendres d'Algues, amenées aux entrepôts ou aux usines, sont soumises à l'analyse pour établir la valeur du produit. Elles donnent, suivant leur état de pureté, 5 à 11 kilogrammes d'iode à la tonne.

D'après Freundler, l'influence de la saison se ferait sentir d'une façon nette, sur la teneur en iode des frondes des Laminaires. On constate, dit-il, toujours un maximum en été, et une chute plus ou moins accentuée en automne. Chez le *L. flexicaulis* Le Jol., l'auteur constate que la fronde est toujours plus riche que le bas de lame et que le stipe. Dans le *L. Clousloni* Edm., au contraire, le stipe est beaucoup plus riche que toute autre partie de l'Algue.

2. **Algine** — Indépendamment de leur utilisation pour l'extraction de l'iode, les Laminaires constituent, en outre, une source de produits mucilagineux qui ne sont pas sans intérêt.

En raison des canaux mucifères qu'elles renferment, les Laminaires laissent écouler une substance gluante qui communique à ces plantes un revêtement spécial et une consistance molle, mais ce n'est pas le seul produit de cet ordre que fournissent ces Algues.

Lorsqu'on traite, à chaud de préférence, par une base alcaline, les Laminaires coupées en morceaux, on obtient une solution visqueuse qui, acidifiée, précipite en une gelée verdâtre que plusieurs dissolutions et coagulations successives purifient et que, finalement, on obtient incolore. On a donné le nom d'*algine*, de *tangacide* et de *norgine*, et aussi d'acide alginique puisqu'elle se combine aux bases, à cette substance molle, fibreuse, qui, par dessiccation, diminue beaucoup de volume et prend l'aspect corné avec une consistance ligneuse.

L'algine existe libre et combinée au calcium dans les Laminaires. Elle est insoluble dans l'eau froide et très peu dans l'eau chaude, mais, en présence d'alcalis, elle s'y dissout à l'état d'alginate.

La préparation des alginates a été tentée, en France, par la Société La Norgine, à Pleubian (Côtes-du-Nord). On y fabriquait les alginates d'ammoniaque et de soude sans tenir compte de l'iode.

L'industrie de l'algine a été créée, en 1884, par le chimiste anglais E.-C. Stanford.

(1) Afin de diminuer la perte d'iode qui se produit fatalement au cours de cette incinération si grossière, des « brûleries » de Laminaires ont été installées dans certaines régions, celles de Plouescat et de Kerlouan (Finistère), par exemple, mais les fours y sont encore nombreux.

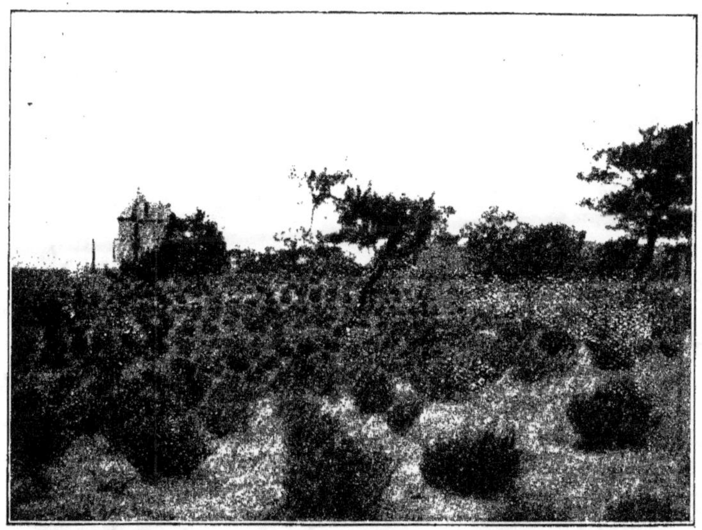

Culture de la Lavande dans les dunes de Pornichet.

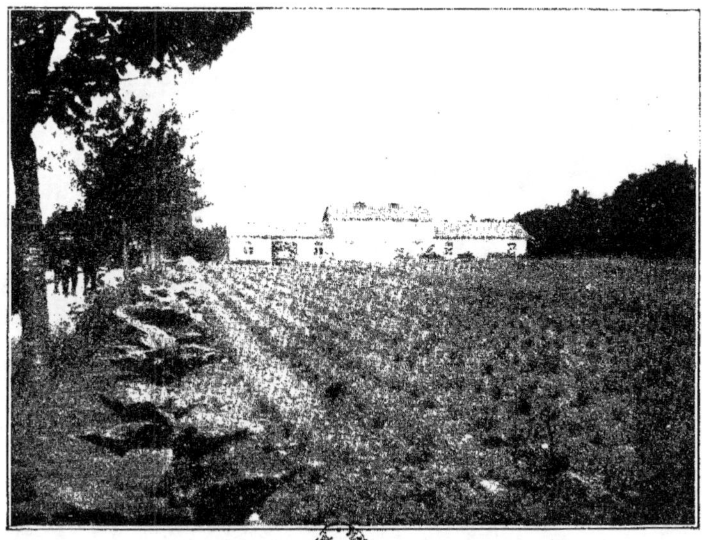

La Flore Médicinale « Bretonne » à Vannes.

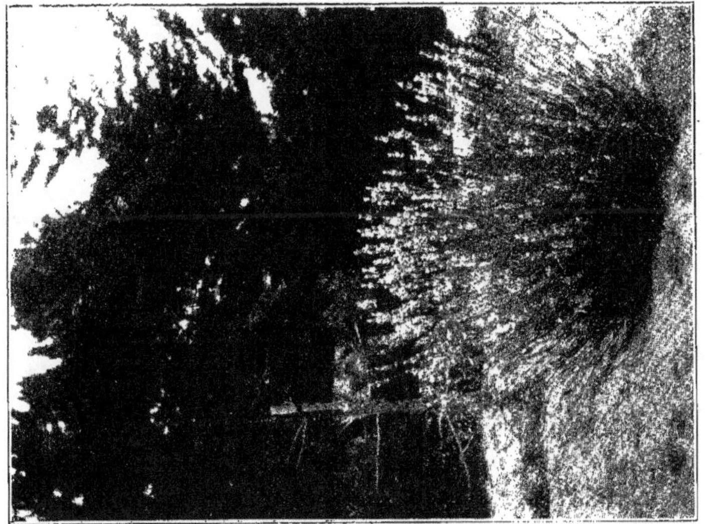

Un beau pied de Lavande hybride dans les sables de dunes.

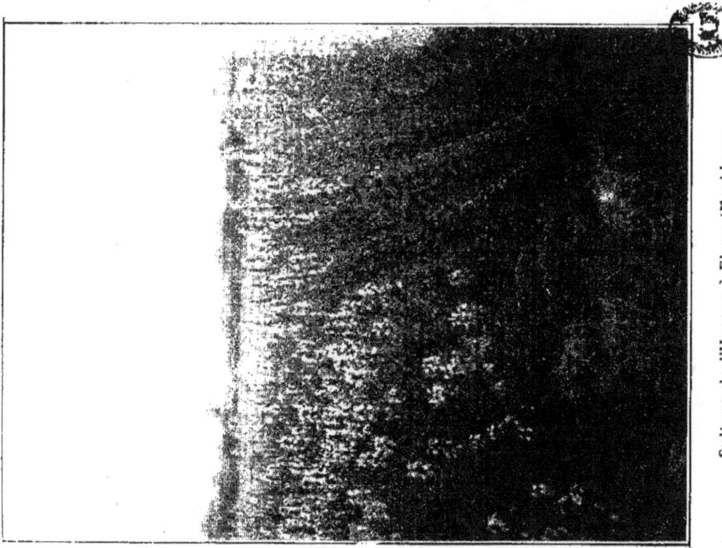

Culture de l'Hysope à Elven (Morbihan).

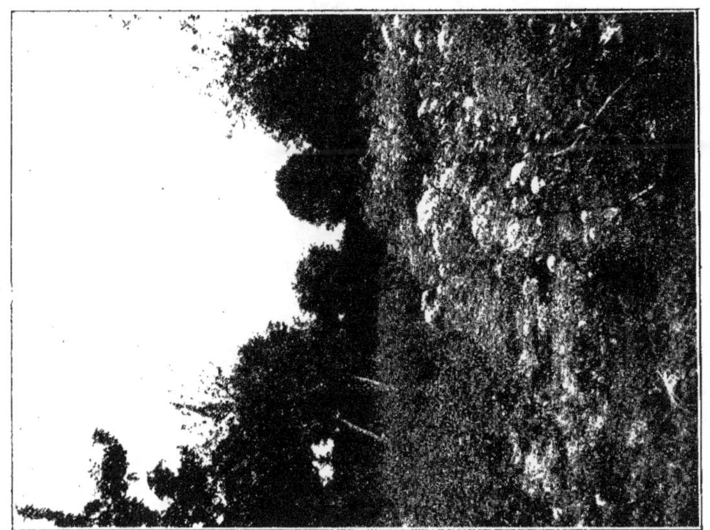

Culture de la Valériane à Vannes.

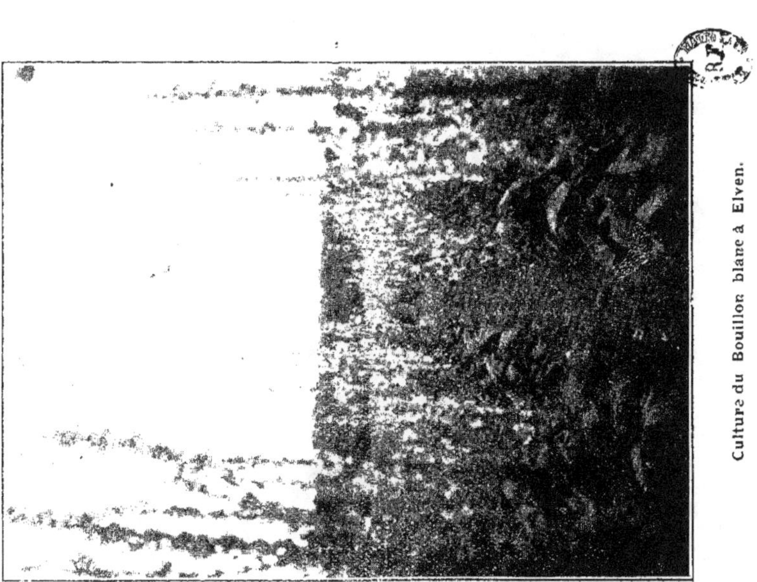

Culture du Bouillon blanc à Elven.

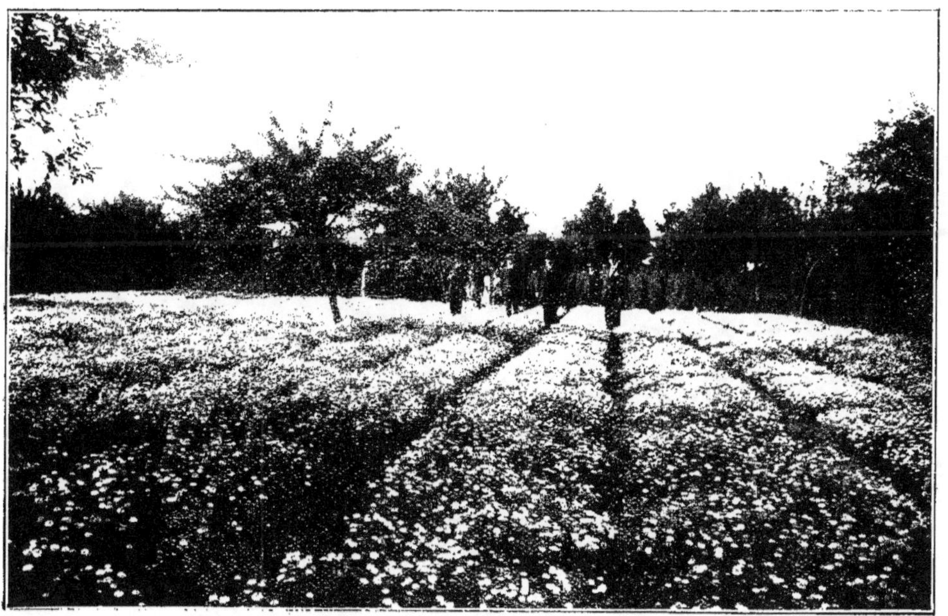

Culture de la Camomille à Vannes.

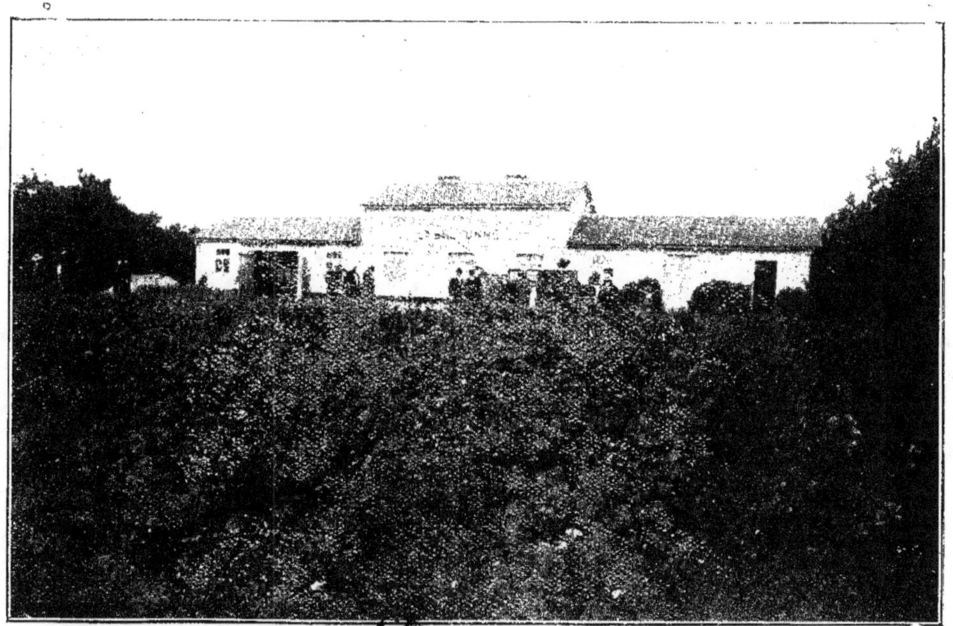

Culture de la Mauve à grandes fleurs à Vannes. Dans le fond, installation de séchoir de « La Bretonne ».

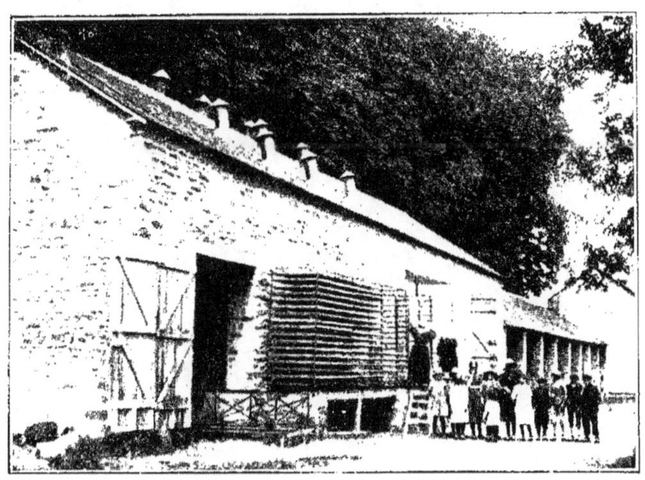

Séchoir pour plantes médicinales à Elven,

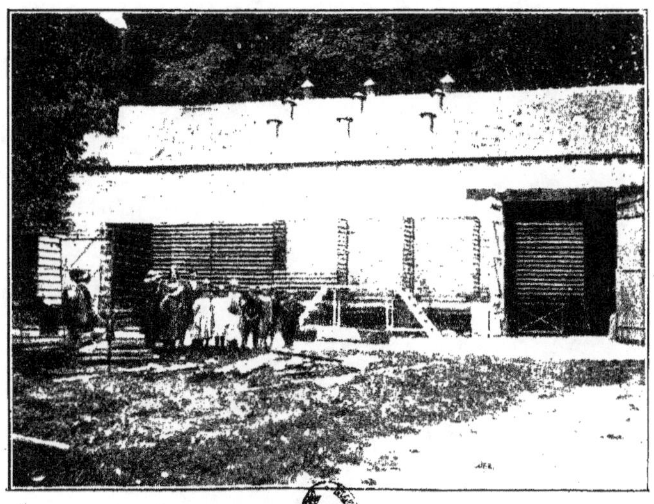

Séchoir pour plantes médicinales à Elven.

L'algine est un épaississant dix fois plus puissant que l'amidon et trente fois supérieur à la gomme du Sénégal ; elle remplit mieux les vides des tissus que l'amidon. L'apprêt obtenu est plus fort et moins raide et le toucher plus moelleux.

Les tissus de laine, de soie, de coton ou leur mélange, apprêtés avec l'algine, prennent de la souplesse et du moelleux.

L'algine peut être avantageusement utilisée pour charger les papiers de luxe, les papiers pelures et à cigarettes et leur donner à la fois de la résistance et du brillant.

L'algine pourrait encore se prêter à d'autres applications et remplacer dans bien des cas les gommes et les amidons.

Des pastilles en sont à présent préparées, destinées à enrayer les cas de constipation.

3. **Emploi du « Chondrus crispus »** Lyngb. — Le Carragaheen trouve son emploi dans les arts et dans l'industrie et c'est principalement dans ce but qu'il est récolté depuis longtemps sur les côtes bretonnes. Il possède de précieuses qualités comme apprêt des tissus ; les papeteries l'emploient aussi pour donner du corps au papier. Les fabriques de chapeaux de paille et de chapeaux de feutre l'emploient au même usage. Il sert aussi à clarifier la bière, le miel, etc...

Il a été récolté, à Brignogan, en 1924, 180 tonnes de Carragaheen sec qui a été vendu à raison de 0 fr. 80 le kilogramme. Expédié à Brest, le produit part de là à destination de Hambourg.

C.— Les Algues dans l'alimentation.

Un certain nombre d'Algues sont utilisées au Japon dans l'alimentation, mais il semble bien que ce soit non pour leur valeur nutritive, mais pour constituer, disent Perrot et Gatin « un aliment complémentaire dont le but est, sans nul doute, de faciliter les fonctions intestinales ». On sait, en effet, que la constipation est très fréquente, dans ce pays, par suite d'une énorme consommation de riz.

En France, et l'on pourrait dire en Europe, si, jadis, les Algues marines ont été parfois mangées par l'homme, à défaut d'autre chose, en temps de disette, aujourd'hui, cette consommation est pour ainsi dire insignifiante. Toutefois, le Carragaheen sert encore dans beaucoup de familles, sur nos côtes de Bretagne pour préparer des entremets (1).

(1) C'est probablement parce que le Carragaheen gonfle dans l'eau ou dans le lait que l'on fait bouillir, à la façon du tapioca, que les Bretons de la région du Léon l'appellent « pioca ».

Pour l'alimentation animale, les Algues avaient été à peu près complètement négligées en France, jusqu'au cours de la guerre où la pénurie d'avoine et de fourrages obligea de recourir à des succédanés variés.

Les expériences entreprises sur ce point, sur des Algues lessivées, sont nombreuses (ADRIAN, P. GLOESS, LAPICQUE et BROCQ-ROUSSEN, SAUVAGEAU et MOREAU, VINCENT).

A la suite des essais d'ADRIAN, LAPICQUE, chargé de poursuivre l'étude des Algues au point de vue physiologique, pour préciser leur digestibilité, leur valeur alimentaire et leur innocuité, concluait que le *Laminaria flexicaulis* pouvait être proclamé la meilleure espèce, que la valeur des Algues comme aliment de travail offrait une équivalence vis-à-vis de l'avoine égale au moins à 1. Il convenait, selon lui, d'attribuer au polysaccharide soluble, laminarine, la part essentielle dans la valeur alimentaire observée.

Le *Fucus serratus* L. et le *L. flexicaulis* Le Jol., même après un séjour prolongé en liquide acidulé, constituent, écrit SAUVAGEAU, un excellent aliment d'entretien et de travail. Les expériences de l'auteur confirment en outre, le résultat assez surprenant obtenu par ADRIAN, d'une augmentation considérable de poids des animaux en proportion du poids d'Algues ingérées.

L'appréciation de VINCENT sur la valeur des Algues par rapport à l'avoine est formulée de la façon suivante :

« L'azote des algues, comparable à celui des fourrages, est « inférieur par rapport aux graines, et la comparaison de ces « plantes avec l'avoine, quelque peu exagérée. »

« Nous constatons que la valeur alimentaire de certaines lami- « naires est de même ordre que celle des foins, etc. et que rien « dans leur composition n'autorisait à en faire l'égal des graines, « avoine, etc. »

« En résumé, écrit VINCENT, la valeur alimentaire des algues « est incontestable ; mais, quoi qu'on en ait dit, la matière est « limitée et la préparation seule de l'algue-aliment n'est possible, « économiquement, que si l'on peut extraire l'iode contenu dans « les eaux de lavage. »

D. — Emplois possibles et usages divers des Algues marines.

Les Algues marines renfermant un certain nombre d'hydrates de carbone, peuvent être traitées en vue de la fabrication de l'alcool.

Avec des *Laminaria flexicaulis* Le Jol., de printemps, séchées à l'air, VINCENT a trouvé, après hydrolyse avec l'acide sulfurique,

11 $^0/_0$ de glucose.Ses essais ont montré que la meilleure hydrolyse était obtenue en chauffant, à l'autoclave, réglé à 110°, pendant deux heures,la préparation titrant au plus 3 $^0/_0$ d'acide sulfurique.

Après saccharification, dans des conditions précises, des *L. saccharina* L et *L. flexicaulis* Le Jol. et mise en fermentation des solutions sucrées obtenues, KAYSER a constaté que le rendement en alcool est augmenté en ajoutant au jus sucré 1,50 à 2 $^0/_0$ de touraillons. L'auteur a calculé que 100 kilogrammes d'Algues sèches fourniraient, au minimum, 15 litres d'alcool. Il a montré, en outre, qu'on pourrait obtenir de l'acide lactique en soumettant le liquide de macération à la fermentation lactique, au lieu de la fermentation alcoolique.

S'il est vrai qu'on puisse, comme le fait observer VINCENT, obtenir jusqu'à 25 litres d'alcool pour 100 kilogrammes d'Algues sèches, en opérant aux mois d'août et septembre, alors que le titre de l'hydrate de carbone, laminarine, varie entre 25 et 35 $^0/_0$, correspondant à 26-36 $^0/_0$ de glucose, la fabrication de l'alcool par les algues n'apparaît pas être très avantageuse, industriellement. Il faut, en effet, plus de cinq fois leur poids d'eau pour les saccharifier, de sorte que le titre alcoolique des solutions, après fermentation, ne dépasserait pas 4 $^0/_0$ environ. La distillation de tels liquides est trop coûteuse comme installation et comme chauffage pour que la fabrication de l'alcool comme seul produit, soit rémunératrice. Le serait-elle si, après enlèvement de l'alcool, on utilisait les vinasses pour récupérer la potasse et l'iode ? La tentative ne semble pas avoir été faite.

Si, pour terminer, nous envisageons les applications médicales et pharmaceutiques offertes par nos algues de Bretagne, nous voyons qu'elles sont peu nombreuses, les Laminaires et le Carragaheen méritant seuls d'être mentionnés.Les stipes de Laminaires, coupés en tronçons, passés au tour et stérilisés, sont encore employés par les chirurgiens pour la dilatation des trajets fistuleux. Quant au Carragaheen, il est encore aux honneurs dans notre pharmacopée pour sa tisane et son emploi dans l'émulsion d'huile de foie de morue.

En vous parlant des Algues marines, je me suis surtout étendu sur leur utilisation en agriculture, sur leur emploi possible dans l'alimentation des animaux et je n'ai fait qu'effleurer le point capital de leur histoire, l'extraction de l'iode, c'est-à-dire de l'un des corps les plus importants de notre pharmacopée. Nos Laminaires sont donc, au premier chef, des plantes médicinales ; aussi méritaient-elles les honneurs de notre Congrès.

A leur égard, ma causerie n'a été qu'une sorte de préambule,

Celle de M. Revel va vous édifier sur la fabrication et l'industrie de l'iode en France.

Nos Algues vous apparaîtront alors,dans leur ensemble, comme jouant, à divers points de vue, un rôle économique considérable, et vous trouverez bien naturel qu'ayant porté nos pas sur les côtes de l'Atlantique, nous ayons consacré quelques instants à ces plantes marines, au début de nos travaux.

---

3. — La Fabrication de l'Iode en Bretagne,

par M. Edmond REVEL,

Directeur adjoint de la Société de l'Iode,
Pharmacien de 1re Classe, Docteur en Droit.

L'Industrie de l'Iode, en France, est à peu près entièrement concentrée dans le département du Finistère. La matière première utilisée est la cendre d'algues marines diverses, cendres improprement appelée « soudes » par les pêcheurs.

Jusqu'à présent, les pêcheurs brûlent les algues qu'ils ont ramassées sur le rivage, ou qu'ils ont coupées sur les rochers des îles voisines et qu'ils ont séchées sur la dune, à partir du mois d'avril; mais, la quantité de « soudes » qu'ils livrent aux usines est insuffisante pour assurer à celles-ci un approvisionnement leur permettant de travailler normalement pendant toute l'année, et l'on envisage actuellement le moyen de brûler les goëmons qui viennent échouer sur le rivage pendant l'hiver. L'utilisation de ces goëmons oblige les fabricants à construire des fours appropriés. Déjà des essais ont été tentés sur une petite échelle dans plusieurs usines, mais les moyens employés n'ont pas encore donné complète satisfaction.

La première opération de l'Industrie de l'Iode consiste dans l'achat des « soudes » résultant de l'incinération des algues. C'est vers la mi-juin que commence la campagne d'achat. Ceux qui connaissent les difficultés d'approvisionnement en « soudes » savent que le mot campagne est pris dans son acception la plus intégrale. Depuis quelques années, en effet, des acheteurs isolés provoquent dans tous les centres d'achat, des hausses injustifiées qui ont porté, depuis dix ans, de 1 à 8, le coefficient des prix des « soudes ».

Quoiqu'il en soit, les soudes sont apportées à l'usine où elles sont achetées d'après leur titre en Iode, selon le prix convenu pour le kg. d'Iode. L'échantillonnage des soudes en vue de leur titrage est fait en présence du vendeur, et suivant une procédure particulière, motivée par le manque d'homogénéité des pains de soude. En effet, une cassure transversale de ces pains montre que la partie inférieure est presque entièrement formée de sels de potassium et de sodium, qui, plus fluides à la haute température de l'incinération, sont tombés au fond du fossé auquel les goëmonniers donnent le nom de « purs ». La partie supérieure contient encore des sels fondus, mais mélangés à une forte proportion de matières charbonneuses, qui ne sont autre chose que des particules de goëmons incomplètement calcinés Il importe donc que la prise d'échantillons soit pratiquée à différents niveaux et en proportions équitables. L'ensemble de ces fragments est pulvérisé et tamisé ; on a ainsi un échantillon moyen sur lequel l'Iode est titré.

La technique de ce titrage est assez minutieuse. Il convient d'abord de dissoudre la prise d'essai dans l'eau et d'éliminer, par l'addition de sulfate de zinc, les sulfures et hyposulfites qui influenceraient les résultats. L'acide sulfurique nitreux déplace ensuite l'Iode de la solution et cet Iode est dissous, par agitation, dans le sulfure de carbone. Après décantation et lavage jusqu'à neutralisation, du sulfure de carbone, le titrage consiste à décolorer la solution sulfocarbonique par des additions successives et agitations d'une solution d'hyposulfite de soude titrée sur une liqueur contenant, par litre, 1 gr. d'Iode pur et sec, en employant l'empois d'amidon comme indicateur de virage.

Le titre des soudes oscille entre 8 et 15 kg. d'Iode par tonne de soudes.

La campagne d'achat va jusqu'au mois d'octobre, en général. Sa durée est conditionnée par les manifestations atmosphériques selon qu'elles sont favorables ou non au brûlage des goëmons. Au fur et à mesure que les soudes sont livrées, elles sont arrimées dans des hangars bien abrités ; la provision est annuelle.

Les pains de soude sont concassés soit au concasseur, soit à la main en morceaux de la grosseur d'un petit œuf ; ce concassage a pour but d'en faciliter l'épuisement par l'eau. Cet épuisement est ordinairement effectué dans une série de bacs en ciment armé de 2 mètres cube de volume ; ces bacs communiquent entre eux par une tubulure de fonte disposée de manière que la partie inférieure de chacun communique avec la partie supérieure du suivant conformément à la méthode de Shanks.

Lorsque les bacs sont en service, l'eau s'y déplace d'elle-même, la hauteur de l'eau d'épuisement, dans chaque bac, étant en raison inverse de sa densité.

Les bacs étant garnis de soudes à épuiser, l'eau pure sera admise sur le bac n° 1 qu'elle traverse complètement ; arrivée au fond du bac, elle remonte dans la tubulure en fonte à la partie supérieure du bac n° 2, pour refaire le même déplacement ; il arrivera donc, dans le dernier bac de la série, de l'eau d'épuisement ou lessive, qui aura traversé successivement les bacs intermédiaires, dans lesquels elle s'est méthodiquement enrichie. Chaque bac, à raison de un par jour, devient bac de tête, donnant l'eau riche; un autre, bac de queue, contenant la soude épuisée à évacuer. Ce bac de queue est rechargé de soudes et devient le bac de tête du lendemain, et ainsi de suite... Il est très avantageux de lixivier les soudes en réchauffant, par un jet de vapeur, l'eau destinée à leur épuisement : de cette façon, on parvient à un épuisement plus rapide et plus complet, ce qui permet de réduire le nombre des bacs en service. L'on met d'ailleurs actuellement à l'essai l'application industrielle d'un brevet qui a pour objet non seulement de réchauffer l'eau d'épuisement, mais encore d'effectuer la précipitation et la séparation des sels de sodium et de potassium, sans avoir recours à la double concentration dont nous parlerons tout à l'heure.

Bref, la lessive ainsi obtenue contient les principes solubles des soudes, composés en majeure partie de sulfures, sulfites, sulfates, chlorures, carbonates, iodures de potassium et de sodium ; elle est remontée au moyen de pompes dans des chaudières où elle est concentrée. En vertu de la courbe de solubilité du sulfate et du chlorure de sodium, ces sels deviennent insolubles en pleine ébullition dès que le degré Beaumé atteint 28° ; les sels de potassium, au contraire, dont la solubilité augmente avec la température restent dissous ; on a donc ainsi une première séparation des sels de potassium et des sels de sodium.

Lorsque la lessive concentrée est réduite à la moitié de son volume primitif, elle est siphonnée dans des cristallisoirs en fonte, où elle donne, par refroidissement, des cristaux de chlorure de potassium. Après une autre concentration du même genre, les lessives sont à point : l'iode peut y être précipité ; mais, au préalable, il est nécessaire de transformer en sulfates, les sulfures sulfites et hyposulfites, qui se sont formés au cours de l'incinération des varechs, par réduction des sulfates en présence de la matière charbonneuse des cendres ; cette oxydation des sulfures, sulfites et hyposulfites s'opère par addition d'acide sulfurique et en portant à l'ébullition ; il y a dépôt de soufre, dégagement d'anhydride sulfureux et d'hydrogène sulfureux ; les carbonates sont également transformés en sulfates et, après refroidissement, la précipitation de l'iode est faite dans des cuves de 250 litres, par le chlore à l'état naissant, qui se forme en ajoutant du chlorate de soude et de l'acide sulfurique, en quantités réglées par le titre en iode des eaux-mères.

L'Iode, en raison de sa densité, tombe au fond de la cuve ; il est séparé des eaux-mères par décantation On obtient ainsi l'iode précipité amorphe qui est lavé et mis sous presse pour enlever l'excès d'humidité. Enfin, cet iode est sublimé dans des appareils en céramique chauffés au bain de sable : les vapeurs se condensent sur les parois froides et les tapissent ; c'est l'iode monosublimé ; il contient peu de paillettes ; son titre en iode pur est de 97 à 98 %. Il peut convenir aux divers usages industriels ; mais, s'il est destiné à la thérapeutique, il doit subir une seconde opération de sublimation, qui est effectuée dans des appareils bi-convexes appelés « calottes ». Cet iode bisublimé est l'iode officinal qui se présente sous la forme de belles paillettes brillantes et sèches, d'un titre très voisin de 100.

Les sous-produits de la fabrication de l'Iode sont utilisés comme engrais. Le chlorure de potassium est celui qui offre le plus d'intérêt. On peut estimer que, dans les conditions d'extraction ci-dessus étudiées, une tonne de « soudes » donne de 200 à 250 kg. de chlorure de potassium.

L'agriculture l'achète et le paie au degré de potasse. Le titre en potasse varie de 50 à 58 suivant l'état de siccité du sel. Enfin, les cultivateurs voisins des usines viennent y acheter ce qu'ils appellent « le résidu ». constitué par du charbon, du sable, un peu de phosphate de potasse, de chaux et de matières azotées,et qu'ils répandent sur leurs blés et leurs prairies artificielles et naturelles.

Telle est la méthode d'extraction de l'iode la plus communément appliquée non seulement dans les usines de Bretagne, mais aussi dans celles des autres centres de fabrication comme l'Ecosse et le Japon, qui exploitent également les cendres de varechs.

La production annuelle de la France est de 55 à 60 tonnes ; celle de l'Angleterre et du Japon est, respectivement, d'environ 70 tonnes.

Il est pénible de constater que notre production nationale ne couvre pas nos besoins qui, en période normale, atteignent le chiffre de 70 à 80 tonnes ; nous sommes, pour la différence, tributaires de l'iode extrait des nitrates du Chili. dont le marché se trouve en Angleterre, et le prix auquel nous l'achetons fixe le cours de l'iode national.

Tout le monde connaît l'importance du rôle de l'iode dans la guerre scientifique moderne et cette importance ne peut que croître. L'industrie de l'iode devrait, à ce point de vue, être une industrie nationale indépendante.

Au moment où l'on s'efforce d'aménager et de coordonner les capacités industrielles de la nation en vue d'une toujours éventuelle aggression, il n'est pas inutile d'attirer sur notre industrie la sollicitude des pouvoirs publics. Deux mesures essentielles s'imposeraient, à notre avis :

1° Réformer l'antique et restrictive réglementation de la récolte des varechs afin d'en augmenter l'importance et d'épargner à nos usines les méfaits du chômage ou de la sous-production.

2° Protéger définitivement notre industrie contre les incidences — fâcheuses pour l'instant, mais qui pourraient devenir désastreuses dans d'autres circonstances — de la concurrence étrangère, de celle du Chili notamment, par l'établissement de taxes douanières suffisantes.

Actuellement, en effet, le Chili est le maître absolu du marché de l'iode. A la suite d'une entente avec les autres pays producteurs, ce pays consent, moyennant certaines redevances, à ne jeter sur le marché, que les quantités d'iode nécessaires à compléter la production marine mondiale. Il est établi que si le gouvernement chilien dénonçait la convention intervenue — dont la fragilité est une menace toujours actuelle, — il pourrait livrer en France de l'iode à un prix tellement bas, que cette éventualité, si elle se réalisait, entraînerait la fermeture de toutes les usines françaises.

4. — Utilisation des anciens marais salants,

par M. Louis DANGUY,

Ingénieur Agronome, Directeur des Services Agricoles, à Nantes.

Les marais salants occupaient en Loire-Inférieure, il y a un demi siècle, alors qu'ils étaient les grands fournisseurs de sels d'une partie de la France, près de 2.500 hectares, ainsi répartis, d'après Lorieux, qui fit au *Congrès pour l'avancement des sciences*, tenu à Nantes, en 1875, une intéressante communication sur ce sujet.

1er groupe : Marais salants du Croisic, Batz, de Guérande et du Pouliguen	1.600	hectares.
2e groupe : Marais de Mesquer, St-Molf et Assérac	425	—
3e groupe : Marais de Pornichet	25	—
4e groupe : Marais des Moutiers et Bourgneuf	392	—
Total	2.442	hectares.

C'est de cette époque que date l'abandon progressif des marais salants, non seulement dans notre département, mais aussi en Vendée, Charente-Inférieure, Morbihan, où il existait alors d'importants centres salicoles ; abandon qui ne pourra que prendre une ampleur plus grande après une récolte de sel à peu près nulle comme celle que nous traversons en 1925.

C'est ainsi que, dès maintenant, sur nos côtes de l'Océan, se trouvent plusieurs milliers d'hectares naguère en marais salants bien entretenus, qui sont couverts d'une végétation spontanée sans grande utilité ou encore sont convertis en étangs et vasières, cause d'insalubrité.

La situation topographique de ces lais de mer argileux, leur niveau, inférieur de 1 m. 50 à 2 mètres au niveau moyen des marées de vives eaux, compliquent singulièrement la mise en valeur de ces terrains.

Une partie des Marais, celle qui a pu être protégée par des digues contre l'arrivée du flot, a été couverte en prairies fauchées ou paturées ou en champ cultivés, mais la plus importante partie est totalement inculte.

Et cependant ces terres sont loin d'être dépourvues de matières fertilisantes ainsi que les analyses faites par ANDOUARD, Directeur de la Station Agronomique de Nantes, nous l'indiquent.

Sol.— Analyses des vases (ANDOUARD).

	Le Croisic °/o	Batz °/o
Azote	»	0,13
Matières organiques	8,75	9,94
A. phosphorique	0,43	0,10
Potasse	0,86	0,20
Chaux	2,04	0,27
Magnésie	0,20	0,21
Alumine et oxyde de fer	12,15	3,51
Argile	»	70,47
Sable	»	5,95

Le sol n'est pas absolument impropre à toute végétation ; mais il faut compter avec le climat armoricain du littoral ; ses tempêtes fréquentes, ses embruns chargés d'eau ou ses vents desséchants constituent un milieu peu propice à la bonne formation des feuilles et fleurs qui sont froissées, déchirées ; la culture des plantes médicinales n'apparaît pas comme devant donner, dans des conditions si défavorables, des produits de choix, tant en feuilles qu'en fleurs, alors que les plantes rustiques du littoral souffrent et sont atteintes de rabougrissement très caractérisé.

Il est vrai que des abris naturels pourraient être constitués par plantation d'arbres et arbustes se plaisant dans les terres argileuses et salées ; mais, une telle entreprise devrait être précédée d'essais de diverses essences telles que : *Cupressus Lambertiana*, Tamaris, Palétuviers, Eucalyptus, Peuplier, etc., essais qui ne pourraient donner de renseignements utiles que dans un avenir lointain.

D'intéressantes indications sont données néanmoins dès maintenant par l'examen de la flore spontanée, qui a un aspect particulier, caractéristique de ces régions verdoyantes pendant la période qui s'étend de l'automne à la fin du printemps et si désolé pendant l'été.

Parmi les plantes sauvages, il en est appartenant à des familles, des genres, des espèces qui fournissaient naguère à la Pharmacopée ou à l'industrie, les éléments chimiques propres aux sols des salines et qu'elles renferment en quantité notables.

Salsolacées. — *Salsola soda* et *Salsola kali*, ou herbe à soude.
Les salicornes (*Salicornia herbacea*).
Les arroches (*Atriplex Halinus* ; *A. portulacoïdes*. Utilisées pour faire des haies-abris, comme légumes verts.
La betterave rouge (*B. maritima*).

Crucifères. — *Crambe maritima* ou choux marin.
Les *Cochlearia* (*Danica*, *Anglica* et *officinalis*).
C'est ce dernier (Cranson ou herbes aux cuillers) qui entre dans la préparation des boissons antiscorbutiques.

Ombelifères. — Céleri sauvage (*Apium graveolens*)

Composées. — Artémise (*Artemisia gallica* et *maritima*).

Algues.

La culture expérimentale de quelques-unes de ces plantes sauvages, améliorées par la sélection, pourrait peut-être et dans une certaine mesure être le point de départ d'une utilisation de nos marais salants, mise en valeur qui est d'ailleurs en rapport avec la possibilité de se procurer une main-d'œuvre abondante ; or, celle-ci est à peu près totalement absente dans nos régions du littoral, situation qui complique singulièrement la mise en valeur de ces contrées si déshéritées à tous égards.

III. — Compte-rendu de la mission d'études organisée à l'occasion du Ve Congrès de la Culture des plantes médicinales.

17 JUILLET 1925.

Visite à la Ferme-Ecole de la Placelière

La première visite des membres du Congrès fut pour la Ferme-Ecole de la Placelière, propriété de la ville de Nantes. Ils y furent accueillis par MM. Veil et Farineau adjoints au Maire de Nantes, ainsi que par M. Chastand, Directeur, et M. Rolland, Econome de la Ferme-Ecole qui les guidèrent dans la visite de celle-ci.

A la Placelière, centre de rééducation agricole, sont acceptés tous les blessés du poumon (blessés par projectiles, gazés, malades affaiblis par une affection des poumons). Ils reçoivent un enseignement théorique et pratique, portant sur la grande culture, le jardinage et l'élevage, et qu'un certificat d'aptitude professionnelle vient consacrer en fin d'études. Il est alors loisible aux élèves de s'employer comme régisseurs, chefs de culture, jardiniers, etc.

Parmi les diverses spécialités de la science agricole qui sont enseignées aux élèves de la Placelière, M. Chastand a eu l'heureuse idée de comprendre la culture des plantes médicinales. Il a pensé, avec juste raison, que certains blessés du poumon pour lesquels la grande culture est trop pénible, pourraient très bien s'accommoder de la récolte des plantes médicinales qui, dans bien des occasions, n'exige pas une main d'œuvre vigoureuse. N'avons-nous pas toujours conseillé à l'*Office national des Matières Premières* d'utiliser, dans la plus grande mesure possible, pour la cueillette des simples, les personnes débiles ; vieillards, enfants, pensionnaires des asiles de retraite et maisons de convalescence, etc... M. Chastand s'était trop inspiré des principes que nous rappelons sans cesse, pour que nous ne lui fournissions pas avec empressement les renseignements qu'il y a bientôt 4 ans il sollicitait de nous. Et c'est grâce aux conseils que nous lui avons donnés, aux graines et aux plants que l'Office lui a distribués que le Directeur de la Ferme-Ecole de la Placelière a pu consacrer sur les terrains de celle-ci une dizaine d'ares à la culture des plantes médicinales. Déjà en 1922, les élèves de la Ferme-École avaient pu récolter 250 kilos de plantes sèches se répartissant ainsi :

Tilleul	60 k.
Bouillon blanc (fleurs).........	120 k.
Bouillon blanc (feuilles).......	40 k.
Souci.......................	20 k.
Camomille..................	10 k.

Au moment de la visite de notre mission d'études, les espèces médicinales suivantes étaient cultivées à la Placelière :

Camomille à fleur doubles de l'Anjou.
Rose trémière à fleurs noires.
Menthe poivrée type Mitcham.
Mélisse.
Bouillon blanc.

Les carrés de *bouillon blanc* ont retenu d'une façon toute particulière l'attention des visiteurs par suite, tout d'abord, de leur belle tenue, et surtout par la dimension exceptionnelle des fleurs. L'espèce cultivée à la Placelière est le *Verbascum bombyciferum* qui fournit, en effet, de très grosses et très belles fleurs.

Un petit séchoir à air libre, disposant de nombreux cadres, a été installé dans des bâtiments de la Ferme pour la dessiccation des récoltes. Bien que par son aménagement il n'apporte aucune solution nouvelle à ce problème si délicat du séchage des plantes médicinales, il est juste de reconnaître qu'il est parfaitement aéré et entretenu avec la propreté la plus méticuleuse.

* * *

A la suite de cette intéressante visite un vin d'Honneur réunissait les congressistes et les pensionnaires de la Ferme-Ecole sous les fraîches charmilles de celle-ci.

En termes particulièrement éloquents, M. Veil, après avoir salué les membres de la mission d'études, leur exposa quels buts avait poursuivis la ville de Nantes en installant, à la Placelière, un centre de rééducation pour les blessés du poumon. Il indiqua ensuite comment la Direction de la Ferme-Ecole avait été amenée à inscrire dans son programme d'études la culture des plantes médicinales en montrant quelle importance présente l'industrie de ces dernières dans l'économie générale du pays. En terminant son improvisation, M. Veil souhaite que l'initiative prise à la Ferme-Ecole de la Placelière soit donnée en exemple aux cultivateurs de la région Nantaise et qu'elle provoque parmi certains d'entre eux de nouveaux et fervents adeptes de la récolte des plantes médicinales.

M. le Professeur PERROT tient, au nom de tous, à remercier M. VEIL de ses paroles de bienvenue, et la municipalité de la Ville de Nantes de son accueil si aimable.

Puis, dégageant la conclusion de la visite qui venait de se faire, il adressa ses compliments à M. CHASTAND pour avoir tenté avec tant d'ardeur une expérience particulièrement délicate.

Si la superficie consacrée aux plantes médicinales à la Placelière n'est pas ce que certains auraient espéré, du moins la portée de l'initiative de M. CHASTAND est-elle beaucoup plus grande qu'on ne le croit. En réservant une place aux plantes médicinales dans l'enseignement de la Ferme-Ecole de la Placelière, son Directeur a servi utilement l'œuvre du Comité Interministériel des Plantes Médicinales en lui faisant la meilleure des propagandes. A ce titre il a droit à tous nos remerciements et à toutes nos félicitations.

*
* *

Au retour à Nantes, les membres de la mission d'études furent conviés à un banquet que la *Coopération Pharmaceutique française*, représentée dans cette ville, avait eu la délicate attention de leur offrir.

Très simple, mais combien cordial, ce banquet s'est déroulé dans une atmosphère de sympathie qu'il nous plaît de souligner à nouveau ici. Au dessert, le Directeur à Nantes de la succursale de la « Cooper », notre distingué confrère M. GRUGET, qui avait été l'heureux organisateur de cette petite manifestation, se leva pour saluer ses invités au nom du Président du Conseil d'Administration, M. le Dr MOREAU-DEFARGE, et du Directeur M. SALMON, tous deux empêchés ; s'adressant particulièrement au Professeur PERROT, il exalta, en ces termes, l'œuvre de l'Office National des Matières Premières.

« L'œuvre que vous avez entreprise avec un dévouement sans bornes « et que vous poursuivez avec une ténacité inouïe est une œuvre sociale « qui tend à nous libérer en partie des importations étrangères. Elle est « de longue haleine, et des années, certes, passeront avant que nos « landes bretonnes soient transformées en plantation de thym, de lavande, « de mélisse ou de menthe. Il faudra vaincre des routines séculaires et « c'est là précisément que je vois utile l'œuvre du pharmacien en contact « journalier avec le paysan.

« Vous apportez la bonne semence. Lentement, mais sûrement, elle « germera, les pharmaciens suivent — de loin peut-être — mais suivent

« vos travaux ; mais un jour viendra où, de même qu'il y eut cette envolée « vers les sports, vous trouverez près d'eux un appui formidable qui « donnera à votre généreuse entreprise, tout ce succès qu'elle mérite.

« La Coopération Pharmaceutique Française le souhaite de tout cœur « et fait des vœux pour le plein succès du 5e Congrès.

« Je lève mon verre en l'honneur de Monsieur le Professeur PERROT et « de tous les membres de la mission ».

Après quelques mots prononcés par M. LERAT, Président du *Syndicat des Pharmaciens de la Loire-Inférieure* pour assurer le Professeur PERROT du dévouement de ses collègues du Syndicat et de l'intérêt qu'ils portent aux travaux de l'Office National des Matières Premières, M. PERROT prit ensuite la parole pour remercier, en termes particulièrement chaleureux, M. GRUGET d'avoir si aimablement honoré à son passage la mission d'études qu'il dirigeait.

Puis, ce fut le départ pour la séance d'ouverture du Congrès dont on a lu, plus haut, le *Compte-Rendu*.

---

18 JUILLET 1925.

Les Cultures de Plantes Aromatiques de Pornichet.

Le programme de la journée du 18 juillet comportait une visite aux cultures spéciales de la région de Pornichet, où les congressistes furent amenés en auto-car dans la matinée.

A Pornichet, M. Bertoye, Maire de la localité, frappé de l'inutilisation des milliers d hectares de dunes qui longent l'Océan, a tenté de cultiver, dans ces sables, la lavande des Alpes. Entrepris il y a environ quatre ans, cet essai porte aujourd'hui, à Pornichet même, au lieu dit : « Bonne Source », sur près de 15 hectares. Il convient d'insister sur ce point, que la lavande se trouve ici cultivée à quelque trois cents mètres du rivage, en plein sable de dunes là où il ne pousse rien d'autres que quelques rares plantes xérophiles et, en particulier, de maigres œillets (*Dianthus gallicus*), d'ailleurs très parfumés.

La première plantation qu'a faite M. Bertoye, à Pornichet, l'a été à l'aide de plants racinés de lavande vraie (*Lavandula officinalis*) forme « *delphiniensis* » provenant de la région de Ferrassières (Drôme) ; dans la suite, la plantation a été étendue en prélevant, sur place, des boutures sur les meilleurs pieds.

A vrai dire, dans leur ensemble, les touffes n'ont pas les dimensions ni la vigueur de celles qu'on a coutume de voir dans les lavanderaies cultivées du sud-est de la France. Peut-être les plantations de Pornichet sont elles encore trop jeunes ? Peut-être cela tient-il aussi à ce que, jusqu'ici, peu de soins culturaux leur aient été apportés ?... Il n'y a eu, en effet, pratiquement, ni labours, ni fumures de donnés dans un sol pourtant bien maigre et où le tassement se produit rapidement. De plus, dans certains endroits particulièrement exposés aux coups de vents, de nombreux pieds paraissent avoir souffert des embruns, les extrémités des tiges étant jaunes, comme si elles avaient été saisies par la gelée.

Et puis, la lavande vraie était-elle l'espèce véritablement indiquée pour cette région si spéciale, de faible altitude ? Nous avons vu, en effet, au voisinage de la propriété de M. Bertoye, dans un sol pareillement pauvre et sablonneux, des touffes splendides de lavande hybride, ainsi que le montre la photographie ci-contre. Il est vrai que ces touffes étaient abritées des vents par une rangée de cyprès de Lambert (*Cupressus Lambertiana*). Il y a là un fait intéressant à retenir semblant démontrer la nécessité de protéger les plantations par des brise-vent naturels afin que les lavandes n'aient point trop à souffrir des coups de vent. Le cèdre de

Lambert qui s'adapte si facilement au sol et au climat de cette région paraît tout indiqué pour remplir ce but, d'autant que sa croissance est très rapide.

Quoi qu'il en soit, les premières récoltes de lavande effectuées à Pornichet n'ont pas été négligeables, bien au contraire.

En 1924, M. Bertoye a estimé que ses plantations étaient susceptibles de lui rapporter, en moyenne, 2.800 kilos de fleurs à l'hectare : quant au rendement en essence, il l'a évalué à environ 700 grammes pour 100 kilos de fleurs.

Cette essence de lavande de Pornichet titrait, en 1923, 44,2 % en acétate de linalyle ; l'appréciation qui accompagnait son analyse indiquait qu'elle avait une odeur « puissante, douce et fleurie ».

En dehors de la lavande, d'autres essais de culture de plantes aromatiques ont été tentés dans les dunes de Pornichet, qui portent sur la sauge, l'hysope et le romarin. Cette dernière espèce est celle qui, jusqu'à présent, paraît le mieux s'accomoder des conditions nouvelles dans lesquelles elle se trouve placée. En repiquant assez profondément dans le sable des « éclats » de romarin, ceux-ci s'enracinent très vite et donnent rapidement une belle touffe, bien vigoureuse.

Egalement, M. Bertoye a voulu essayer la culture de l'Iris à parfum, mais jusqu'ici sans grand succès semble-t-il.

Telles sont les cultures de plantes aromatiques et à essences entreprises, au cours des dernières années, dans la région de Pornichet ; l'expérience est encore de date trop récente pour qu'il soit possible d'en dégager des conclusions définitives.

*
* *

A la suite de cette visite, les congressistes ont été reçus à la Mairie de Pornichet où un vin d'honneur leur était offert par la Municipalité.

Après avoir remercié celle-ci de sa délicate attention, M. le Professeur Perrot, en une brève improvisation, tint à féliciter M. Bertoye de son intéressante initiative et à lui adresser tous ses encouragements.

Puis, ce fut le départ pour la Baule (1) et, après le déjeûner, une excursion, combien pittoresque, à la pointe du Croisic en longeant la côte par le Pouliguen et Batz.

Vers 16 heures, les congressistes étaient de retour à St-Nazaire d'où ils reprenaient le train pour Vannes.

(1) Qu'il nous soit permis ici de remercier à nouveau M. le Dr Moreau-Defarge et Madame, du charmant accueil qu'ils ont bien voulu réserver aux membres de la mission, en leur villa du Discobole, à la Baule.

19 JUILLET 1925.

Vannes-Ste Anne d'Auray-Quiberon

Les visites que les congressistes ont pu faire au cours de la journée du 19 ont été certainement parmi les plus intéressantes et les plus instructives de tout le Congrès. Elles ont été entièrement consacrées aux cultures spéciales que possède, dans le département du Morbihan, la *Flore Médicinale « La Bretonne »*. Cet intéressant groupement, à la tête duquel se trouvent : MM. Barbedienne, Pharmacien à Vannes, Félix Petit, Architecte-Paysagiste et de La Noe, propriétaire, domaine de Kerleau, à Elven, a entrepris depuis quelques années, en plusieurs localités de la région Vannetaise, la culture des plantes médicinales et aromatiques qu'il poursuit avec une sûre méthode et surtout un sincère désir de livrer au commerce des produits de toute première qualité.

Bien avant la guerre, M. Barbedienne s'était adonné quelque peu, surtout à ses moments de loisir, à la récolte des « simples ». Il avait pu acquérir sur celle-ci et particulièrement sur le séchage et la préparation des plantes, l'expérience indispensable pour mener à bien une entreprise très délicate. Et lorsqu'en 1918 fut lancé tout à travers le pays l'appel du Comité Interministériel des Plantes Médicinales et à Essences en faveur de la culture et de la cueillette de celles-ci, M. Barbedienne fut un des premiers à nous répondre. De là naquit chez lui l'idée d'installer en Bretagne des cultures médicinales, idée qu'il vient de réaliser avec tant de succès en s'entourant du concours de MM. de La Noe et Petit.

Actuellement, *la Flore médicinale « la Bretonne »* possède des champs de plantes médicinales : à Trussac, faubourg de la ville de Vannes, à Ste-Anne d'Auray, à Ker-hostin, dans la presqu'île de Quiberon et à Elven, chef-lieu de canton du Morbihan situé à une quinzaine de kilomètres environ au nord-est de Vannes. A Trussac et à Elven, ont été installés deux séchoirs à air chaud, d'importance différente, mais tous deux très pratiques sur lesquels nous aurons à revenir plus loin.

Disons tout de suite que l'expérience entreprise aujourd'hui sur une si grande échelle par *la Flore « la Bretonne »* est favorisée par des conditions climatologiques exceptionnelles. La région du golfe du Morbihan, qui est la sienne, est une de celles de Bretagne dont on a toujours vanté la douceur du climat. La mer toute proche, avec ses tièdes effluves, s'oppose aux trop fortes gelées et assure, de ce fait, un facteur appréciable de succès aux tentatives culturales qui sont effectuées dans son voisinage.

Dans un autre ordre d'idées, il convient de signaler comment MM. Barbedienne, Petit et de La Noe ont pu pallier, dans une certaine mesure, la difficulté de trouver la main-d'œuvre indispensable à la cueillette. On ne saurait, en effet, trop rappeler que la récolte des plantes médicinales, et particulièrement celle des fleurs, exige une main-d'œuvre abondante et qui doit être le meilleur marché possible si l'on ne veut point grever le prix des plantes de frais trop élevés qui le rendraient prohibitif. A la *Flore « La Bretonne »*, pour parer à cette difficulté, on a fait appel, dans une certaine mesure, aux enfants des écoles et des institutions religieuses. Ceux-ci, en dehors des heures de classe, sont conduits sur les lieux de la récolte où ils se livrent à une besogne rémunératrice tout en prenant, au grand air, la meilleure des leçons de choses.

Déjà, ces quelques aperçus montrent que la *Flore « La Bretonne »* dispose de précieux facteurs de succès. La visite que les membres de la mission d'études lui ont rendue leur a, en outre, fait voir combien toutes les cultures de cette Société étaient merveilleusement tenues et dirigées avec science et méthode.

A **Trussac**, les terrains consacrés à la culture des plantes médicinales s'étendent sur une superficie de près de 3 hectares. Ils sont d'excellente qualité, de nature granitique, bien meubles et semblent parfaitement convenir à la production des espèces qui leur ont été destinées. Ces dernières sont des plus variées : une trentaine environ, parmi lesquelles une demi-douzaine sont l'objet d'une culture relativement importante. Ce sont :

La Camomille à fleurs doubles (*Anthemis nobilis*).
La Menthe poivrée (*Mentha piperita*, type Mitcham).
Le Bouillon blanc (*Verbascum thapsiforme*).
L'Hysope (*Hyssopus officinalis*).
La Mauve à grandes fleurs (*Malva sylvestris*, var. *glabra*).
La Mélisse (*Melissa officinalis*).

Parmi les autres espèces cultivées seulement sur des parcelles d'étendue plus ou moins grande, citons :

La Verveine odorante (*Lippia citriodora*).
Le Romarin (*Rosmarinus officinalis*).
La Belladone (*Atropa Belladona*).
La Lavande (*Lavandula vera*).
L'Absinthe (*Artemisia Absinthium*).
La Guimauve (*Althea officinalis*).
Le Souci (*Calendula officinalis*).
Le Coquelicot (*Papaver Rhœas*).

La Bourrache (*Borrago officinalis*).
La Rose trémière (*Althæa rosea*).
La Pimprenelle (*Poterium Sanguisorba*).
L'Origan (*Origanum vulgare*).
L'Aunée (*Inula Helenium*).
La Sauge (*Salvia officinalis*).
La Valériane (*Valeriana officinalis*).
Le Carthame (*Carthamus tinctorius*).
Le Rhapontic (*Rheum Rhaponticum*).
Le Fenouil (*Fœniculum dulce*).

Signalons également comme initiative particulièrement intéressante, tout à l'éloge de la Direction de la *Flore « la Bretonne »* ; la confection d'une haie clôturant la propriété à l'aide de *sureaux* et l'utilisation de *rosiers de Provins* comme bordure des allées.

Ces deux espèces médicinales fournissent au moment venu leurs fleurs si recherchées, qu'il sera aisé de récolter grâce à cette heureuse disposition.

La **Camomille** cultivée à Trussac, qui provient initialement de plants achetés dans le Maine-et-Loire, est de toute beauté ; les touffes sont d'une vigueur remarquable et portent des fleurs volumineuses et très aromatiques (voir pl. IV).

La **Mauve** à grandes fleurs, analogue à la variété cultivée dans le Nord et dont les premières graines ont été fournies par l'*Office National des Matières Premières*, vient également très bien ici ; le climat paraît, en effet, lui convenir à merveille parce que les plants sont tous robustes et qu'aucun d'eux n'a encore été attaqué par la rouille des Malvacées.

La récolte des fleurs de Mauve s'échelonne sur une période de trois mois, après quoi a lieu la cueillette des feuilles.

Les Rosiers de Provins plantés à Trussac sont, eux aussi, de très belle venue, vigoureux et bien dressés, et ont pu donner cette année une récolte abondante de roses en bouton qui a été particulièrement bienvenue à un moment où cet article a atteint un prix si élevé.

Toutes les plantes récoltées sur les terrains de Trussac sont immédiatement portées au séchoir élevé au milieu même des cultures (voir Pl. I et IV). Ce vaste bâtiment en bois et d'aspect rustique, édifié pour ainsi dire avec des moyens de fortune, mérite d'être cité en modèle à ceux qui voudraient s'adonner sur une échelle moyenne à la production des plantes médicinales. Il a été construit sur les plans et données de M. Petit. Il peut contenir

500 claies environ de 1 m. 50 × 0 m. 90 en toile métallique entourée d'un cadre de bois. Ces claies reçoivent un à deux kilos de plantes fraîches chacune, suivant que ce sont des feuilles ou des fleurs ; elles sont disposées en piles sur un petit chariot installé perpendiculairement aux voies d'accès de l'intérieur du séchoir. Chacune de ces piles comprend de 18 à 20 claies et est roulée, grâce au chariot, dans le séchoir par l'une des portes correspondantes. Chaque voie intérieure peut recevoir 5 piles de 18 à 20 claies et il y a 9 voies.

On emploie la tourbe comme moyen de chauffage exclusif. Cette tourbe est extraite mécaniquement, sous la direction d'un des frères de M. Petit, dans une tourbière qui leur appartient et qui est située dans le Morbihan. C'est une tourbe de première qualité fournissant 3.400 calories et ne donnant que 2 1/2 % de cendres. Le jour, on entretient la chaleur en chargeant le foyer 3 à 4 fois, mais, pour la nuit, on ne fait qu'un seul chargement. On obtient ainsi un feu très brillant, sans brusque flambée. Le four, construit en briques, est installé sous terre ; sa chaleur se répand dans le séchoir au moyen de tubes de fonte et de tôle, et entretient une température moyenne de 38 à 40°. C'est, comme on le voit, un système de chauffage à circulation d'air chaud qui est ainsi réalisé dans cette installation.

La personne chargée du fonctionnement du séchoir se rend parfaitement compte du moment propice de la dessiccation parfaite des différentes espèces mises à sécher. Elle ouvre, alors, alternativement, chaque porte de l'autre extrémité du séchoir, jette les planches sur une toile et les place ensuite dans de grandes caisses en bois, sans exercer de pression sur la masse.

Cette installation, bien que d'importance moyenne, répond parfaitement aux besoins des cultures de Trussac ; le moins qu'on puisse en dire, c'est qu'elle assure le séchage des plantes qui lui sont confiées d'une façon impeccable. Des espèces dont la dessiccation est particulièrement délicate, telles que le *Bouillon blanc*, le *coquelicot*, sortent de ce séchoir avec leur couleur complètement intacte.

Et tous les membres du Congrès, après la visite qu'ils venaient de faire à Trussac, ont été émerveillés de l'aspect remarquable des produits obtenus à la *Flore Médicinale « la Bretonne »*. En particulier, la *Camomille* avec son arôme si fin, le *Bouillon blanc* d'un jaune d'or éclatant, le *Coquelicot*, l'*Hysope*, etc... étaient de toute beauté et correspondaient vraiment à de l'herboristerie de toute première qualité. Aussi, est-ce en toute sincérité que les membres du Congrès ont adressé à MM. Barbedienne, Petit et de la Noë leurs félicitations les plus chaleureuses, en même temps que M. le Professeur PERROT les assurait de la sollicitude du Comité Interministériel des Plantes médicinales.

*
* *

A Ste-Anne-d'Auray, où les membres de la mission ont été amenés en auto-car, après leur visite à Trussac la *Flore médicinale « la Bretonne »* a installé, récemment, une annexe à son exploitation de Vannes.

Cette annexe comporte environ 3 hectares de terre labourable entourant une vieille ferme bretonne au rustique toit de chaume. Ici, le sol est légèrement différent de celui des cultures de Trussac ; il est frais et même légèrement marécageux. Au moment de notre passage, une trentaine d'ares y étaient consacrés aux plantes médicinales, principalement à la *Menthe poivrée*, type Mitcham, et à la *Mélisse officinale*. L'une et l'autre paraissent très bien se comporter dans ce terrain, de sorte que, sous peu, leur culture y sera beaucoup développée.

Signalons, toutefois que le « *taupin* » a exercé, d'une façon très sensible, ses ravages dans les carrés de Menthe. Ceux-ci présentaient en effet, de nombreuses places presque nues où les plants de *Mentha piperita* avaient été détruits par ce coléoptère déprédateur. D'une façon générale, d'ailleurs, les plantations françaises de Menthe ont eu à subir, cette année, les attaques de celui-ci. Il est extrêmement difficile de se débarrasser de la larve du taupin. Le meilleur remède, d'après M. BRETIGNIÈRES, consiste dans l'alternance des cultures, surtout si l'on peut cultiver la Moutarde blanche, plante non sensible aux attaques du taupin.

Le même auteur conseille également, comme agent de destruction de cet insecte, le *crud ammoniac* enfoui à la dose de 2.000 kilos à l'hectare dans la couche superficielle après l'enlèvement des récoltes, soit encore les injections de sulfure de carbone à raison de 20 à 30 grammes par mètre carré, les trous étant espacés de 1 mètre.

*
* *

Après une visite à la Basilique de Ste-Anne d'Auray, centre réputé de nombreux pèlerinages, les congressistes se sont rendus à Ker-Hostin, petit village situé à l'entrée de la presqu'île de Quiberon, non loin du Fort de Penthièvre.

Là, M. BARBEDIENNE possède deux petits terrains d'essai où la *Flore médicinale « La Bretonne »* procède à des expériences sur certaines espèces médicinales. La *Menthe poivrée* y vient très bien et donne des touffes vigoureuses aux feuilles larges et bien vertes. La *Mauve* à grandes fleurs, la *Guimauve*, la *Camomille*, le *Bouillon blanc*, le *Persil* sont cultivés à Ker-Hostin. Cette dernière espèce semble, en particulier, avoir trouvé là un terrain de prédilection ; dans ce sol léger, sablonneux et profond, les racines pivotantes du persil prennent aisément un rapide développement.

Ker-Hostin est un de ces lieux privilégiés de la côte bretonne où, malgré les grands vents du large le climat est si doux ; pour s'en convaincre, certains congressistes ont pu voir dans quelques jardins de très beaux pieds de géraniums rosat et de jeunes eucalyptus, de très belle venue.

*
* *

Cette journée si pleine d'enseignement pour tous s'est terminée par une excursion à la pointe de Quiberon, le long de la côte sauvage et, au retour, par une visite à Carnac et à ses alignements mégalithiques célèbres.

---

20 JUILLET 1925.

Elven (Domaine de Kerleau).

La dernière visite officielle de la mission d'études aux cultures spéciales de Bretagne avait été réservée à Elven où, sur le domaine de Kerleau, appartenant à M. DE LA NOË, la *Flore Médicinale la Bretonne* a installé sa principale annexe. L'étendue des terrains consacrés en effet à la culture des plantes médicinales à Elven porte sur plus de 10 hectares et, par suite de l'importance des terres labourables du domaine de Kerlau, il y a tout lieu de penser que cette superficie sera bientôt largement accrue.

Ici, le sol est sensiblement différent de celui que nous avons vu à Trussac et à Ste-Anne-d'Auray. Bien qu'il soit encore de nature granitique, la terre y est presque noire, rappelant par sa texture celle dite de bruyère. En outre, les pluies sont à Elven, beaucoup plus fréquentes et beaucoup plus copieuses que dans les deux précédentes stations.

Une douzaine, environ, d'espèces médicinales différentes sont cultivées actuellement à Elven :

Menthe poivrée, type Mitcham (*Mentha piperita*).
Camomille (*Anthemis nobilis*).
Bouillon blanc (*Verbascum Thasus*).
Mauve (*Malva sylvestris*, var. *glabra*.
Guimauve (*Althæa officinalis*).
Rose trémière (*Althæa rosea*.
Pavot (*Papaver somniferum*).
Hysope (*Hyssopus officinalis*).
Cochlearia (*Cochlearia officinalis*).
Persil (*Petroselimum sativum*).
Pensée sauvage (*Viola tricolor*).
Lavande (Lavandula vera).
Souci (*Cadendula officinalis*).

Toutes ces plantations d'Elven sont de très belle venue et parfaitement soignées. En particulier la lavande, la menthe, la camomille et la guimauve ont retenu l'attention des congressistes.

La **Lavande**, dont la plantation s'étend sur plus de quatre hectares et qui était au moment de notre visite en pleine floraison, peut supporter la comparaison avec les lavanderaies artificielles du Sud-Est de la France, par la vigueur et la beauté de ses touffes. Trois procédés ont été mis en œuvre pour assurer sa multiplication : par semis, par éclats et par replants ; d'après M. DE LA NOË, c'est le procédé par semis qui a donné les résultats les meilleurs.

Quant à la **Menthe poivrée**, dont la culture porte à Elven sur environ deux hectares, elle paraît également s'accommoder parfaitement du sol et du climat de la région, ainsi qu'en témoignent la vigueur des pieds et leur drageonnage intense. Il s'agit du *Mentha piperita*, type Mitcham, dont l'*Office National des Matières Premières* a fait une si large distribution de plants un peu partout en France, au cours des quatre dernières années. Cette Menthe poivrée, récoltée et distillée à Elven, a fourni une espèce très fine, à bouquet caractéristique rappelant, aux dires des connaisseurs, celui de la véritable essence de Menthe de Mitcham.

La main-d'œuvre nécessaire à la cueillette de toutes ces plantes est, comme à Vannes, effectuée en grande partie par des femmes et des enfants en vacances.

Un séchoir spacieux, avec grenier de réserve attenant, installé dans un bâtiment en maçonnerie, assure la dessiccation des récoltes (voir Pl. V). Il peut contenir un millier de claies et a été construit sur les plans de M. de la Noë. Comme celui de Trussac, c'est un séchoir à air chaud ; mais, ici, le système adopté est celui du chauffage par circulation d'eau chaude.

Ce séchoir, long de 10 mètres, large de sept, comporte actuellement cinq voies parallèles avec cinq wagonnets par voie ; chaque wagonnet peut recevoir une pile de dix-huit claies, en bois et treillage métallique de 1 m. 80 de long sur 1 m. de large. La source de chaleur est assurée par une chaudière de neuf mètres carrés avec quatre-vingt cinq mètres de tuyaux à ailettes disposés par paire sur les voies.

La ventilation se fait par une circulation d'air avec deux prises sur chacun des côtés du séchoir de huit mètres de long sur vingt centimètres de haut.

Les buées sont évaporées par quinze tuyaux de trente centimètres de diamètre disposés au plafond du séchoir (tuyaux nettement visibles sur les photographies de la Pl. V).

Ce séchoir dont nous venons de donner une description schématique peut effectuer la dessiccation de treize à quinze cents kilos de plantes dans les vingt-quatre heures. Les résultats qu'il permet d'obtenir sont excellents, aussi M. le Professeur Perrot n'a-t-il pas ménagé ses compliments à M. de la Noë.

Après cette si intéressante visite, ce fut le retour à Vannes puis, dans l'après-midi, une délicieuse excursion à l'Ile aux Moines dans le golfe du Morbihan, qui achevait le Ve Congrès National de la Culture des Plantes Médicinales sur une note agréable et pittoresque.

G. Blaque,
Secrétaire Général de l'Office National des Matières Premières.

TABLE DES MATIÈRES.

MEMBRES ADHÉRENTS A L'OFFICE DES MATIÈRES PREMIÈRES (*Suite*).

Fédération Nationale des Herboristes de France et des Colonies, 28, rue Greneta, Paris.
R. Feignoux, 29, rue des Jardiniers, Montreuil (Seine).
Fermé, 55, boulevard de Strasbourg, Paris.
H. Ferré et Cie, 6, rue Dombasle, Paris.
Fougerat, 44, rue Chaptal, Levallois-Perret.
Fournier et Cie, 18, rue de Jouvence, Dijon.
Gignoux frères et Barbezat, à Décines, près Lyon (Isère).
Gouvernement général de l'A. E. F.
Etablissements Goy, 23, rue Beautreillis, Paris.
Guerlain, 68, avenue des Champs-Elysées, Paris.
Hourquet, 1, place Voltaire, Paris.
Etablissements Jacquemaire, à Villefranche (Rhône).
Etablissements Justin Dupont, à Argenteuil (Seine-et-Oise).
H.-G Klotz, 18, place Vendôme, Paris.
Laboratoire Galbrun, 8, rue du Petit-Musc, Paris.
Laboratoire biologique de Melun, à Dammarie-les-Lys, près Melun (Seine-et-Marne).
Laboratoire du Dr Gustin, 74, rue Championnet, Paris.
Laboratoire A. Lumière, 9, cours de la Liberté, Lyon.
Lafon, 150, boulevard de la Gare, Casablanca (Maroc).
Landrin, 20, rue de la Rochefoucauld, Paris.
Lauriat, 104, boulevard de Courcelles, Paris.
Leconte et Wollacker, 3, rue du Lycée, Le Hâvre.
Legoux frères et Cie, 10, rue de Turenne, Paris.
Lematte, 5, rue Ballu, Paris.
Lemée, 62, rue de la Réunion, Paris.
P. Longuet, 34, rue de Sedaine, Paris.
Mariani, 12, rue de Chartres, à Neuilly (Seine).
Etablissements Marie Brizard et Roger, à Bordeaux (Gironde).
Etablissements Mathurin, 98, rue de Charenton, Paris.
Métadier, 53, rue Nationale, à Tours (Indre-et-Loire).
Midy freres, 4, rue du Colonel-Moll, Paris.
Morin, 10, rue des Fontaines, à Milly (Seine-et-Oise).
Office commercial pharmaceutique, 71, rue du Temple, Paris.
Petit, 8, rue Favart, Paris
A. Planche, 2, rue de l'Arrivée, Paris.
Poirson, 13, place du Hâvre, Paris.
Poizat fils et Cie, 24-30, rue de la Gare, Lyon-Vaise.
A. Puy, rue Saint-Claire, Grenoble.
Quirin, 12, rue Féry, Reims.
Rayssac, 12, rue Périgord, Toulouse (Haute-Garonne).
Simon, 59, faubourg Saint-Martin, Paris.
Société d'Herboristerie des Etablissements Blain « Herba », Saint-Rémy de Provence (Bouches-du-Rhône).
Société coopérative « La Flore », 7 et 9, Impasse des Marais, Paris.
Société française des glycérines, 42 *bis*, rue des Mathurins, Paris.
Société « L'air liquide », 115, Chemin des Pins, Lyon.
Société de la Liqueur Bénédictine, à Fécamp (Seine-Inférieure).
Société lyonnaise de Produits pharmaceutiques, 91, rue Marietton, Lyon-Vaise.
Société Méridionale de Produits chimiques agricoles 20, rue Grignan, Marseille.
Syndicat des parfumeurs distillateurs de Grasse, à Grasse.
Syndicat général des cuirs et peaux, 64, rue de Bondy, Paris.
Syndicat des pharmaciens d'Asnières et de la banlieue ouest, 15, boulevard Voltaire, Asnières (Seine)
P. Thibaud et Cie, 22, rue de Marignan, Paris.
Thiercelin et Violet, à Pithiviers-en-Gâtinais (Loiret).
Usines chimiques du Pecq, 11, rue Beautreillis, Paris.
Villeneuve, 11, rue des Blancs-Manteaux, Paris.
Vilmorin-Andrieux et Cie, 4, quai de la Mégisserie, Paris.
Weil, 11, rue Saint-Dominique, Paris.
Zundel et Kohler, 21, rue Mercière, Mulhouse.

Voir début à la 1re page.

COMITÉ INTERMINISTÉRIEL DES PLANTES MÉDICINALES

constitué auprès du Ministère du Commerce par décrets des 3 et 20 Avril 1918 et 27 juin 1924.

Membres d'honneur.

MM.

Guignard, membre de l'Institut, doyen honoraire de la Faculté de pharmacie de Paris.

Costantin, membre de l'Institut, professeur au Muséum d'histoire naturelle.

Pascalis, président honoraire de la Chambre de Commerce de Paris.

Duchemin, président de l'Union des industries chimiques.

Président.

M. Perrot (Em.), Professeur à la Faculté de Pharmacie de Paris.

Vice-Présidents.

MM.

Bertrand, Gabriel, professeur à la Faculté des Sciences, chef de Service à l'Institut Pasteur.

Darrasse (Léon), président du Syndicat général de la droguerie française.

Capus, ancien directeur de l'Agriculture en Indo-Chine, conseiller technique de l'Agence générale des colonies.

Secrétaire général.

M. Elbel, Directeur du Comité d'action économique et douanière.

Secrétaire général adjoint.

M. G. Blaque, Secrétaire général de l'Office national des Matières premières.

Membres.

MM.

Le Directeur des Affaires commerciales et industrielles au Ministère du commerce.

Le Directeur de l'Agriculture au Ministère de l'agriculture.

Le Directeur général des Eaux et Forêts au Ministère de l'agriculture.

Le Directeur des Services scientifiques et de la Répression des fraudes au Ministère de l'agriculture.

Le Directeur des Affaires économiques au Ministère des colonies.

Le Directeur de l'Enseignement primaire au Ministère de l'instruction publique.

Le Directeur de l'Institut Pasteur.

Le Doyen de la Faculté de pharmacie de Paris.

Le Professeur de Matière médicale et de Pharmacologie de la Faculté de médecine de Paris.

Le Pharmacien inspecteur de l'Armée au Ministère de la guerre.

Le Pharmacien principal des troupes coloniales au Ministère des colonies.

Achalme, Directeur du Laboratoire colonial au Muséum d'histoire naturelle.

Alland, Droguiste, Importateur à Paris.

Amic, Sénateur, fabricant d'huiles essentielles à Grasse.

Baude, Président du Syndicat des Huiles essentielles.

Bienaimé, président du Syndicat de la parfumerie française.

Bois, Professeur au Muséum d'histoire naturelle.

Boulanger (Emile), Fabricant de produits chimiques, cultivateur de Plantes médicinales.

MM.

Buchet, Directeur de la Pharmacie centrale de France.

Caron, Secrétaire général de la Société nationale des Conférences populaires.

Charabot, Inspecteur de l'Enseignement technique, Fabricant d'huiles essentielles, à Grasse.

Charles, Pharmacien-Droguiste, à Saint-Nazaire.

Charrière, Ingénieur agronome, Ingénieur des chemins de fer de l'Etat.

Chevalier (Auguste), Chef de la Mission permanente d'Agriculture Coloniale au Ministère des Colonies.

Chevalier (J.), Ancien Chef du Laboratoire à la Faculté de médecine de Paris.

David-Rabot, Fabricant de Produits pharmaceutiques, à Courbevoie (Seine).

Fabius de Champville, Directeur du journal l'*Herboristerie française.*

Fauchère, ancien Directeur d'agriculture aux colonies.

Fayolle, Directeur de Laboratoire central d'études et d'analyses des produits médicamenteux et hygiéniques, Faculté de pharmacie, Paris.

Fermé, Droguiste importateur, à Paris.

Fourton, Pharmacien droguiste, à Clermont-Ferrand.

Fron, Professeur à l'Institut national agronomique.

Goris, Professeur à la Faculté de pharmacie de Paris.

Guérin, Professeur à l'Institut national agronomique.

Guigue, Droguiste, à Paris.

Javillier, Directeur du Laboratoire des recherches agronomiques, à Paris.

Juillet, Professeur à la Faculté de pharmacie de Montpellier.

Jumelle, Professeur à la Faculté des sciences de Marseille, Correspondant de l'Institut.

Laurier, Président de l'Association générale des herboristes de France.

Martin (H.), Président honoraire de l'Association générale des syndicats pharmaceutiques.

Moreau-Defarge, Président du Conseil d'administration de la Coopération pharmaceutique de Melun.

Nuss, Ingénieur agronome, Rédacteur en chef de l'*Agriculture nouvelle.*

Poher, Directeur des Services Commerciaux à la Compagnie P.-O.

Poirault, Directeur du Jardin d'introduction d'Antibes.

De Poumeyrol, Herboristerie en gros, à Lyon.

Raybaud, Inspecteur principal adjoint à la Compagnie P.-L.-M.

De Ricqlès, Distillateur et Fabricant d'huiles essentielles, à Saint-Ouen (Seine).

Ripert, Droguiste, à Marseille.

Roché, Directeur aux Etablissements Poulenc, Vice Président de l'Union des industries chimiques.

Sossler, Droguiste, à Paris.

Thiriet, Droguiste, à Nancy.

J. de Vilmorin, Membre de l'Académie d'agriculture.

Publications des Comités régionaux des Plantes Médicinales et à Essences subventionnées par l'Office.

1° **Les Plantes médicinales de la région Mayenne-Sarthe**, par MM. E. Labbé et A. Gentil. Prix : **2** fr. »

2° **Notice sur la Récolte et la Culture des Plantes médicinales et à Essences en Provence** (Comité de Marseille)........ Prix : **2** fr. **50**

3° **Les Plantes médicinales de Tunisie**, par MM. le Dr Cuénod, L. Guillochon et L. Luciani Prix : **5** fr. »

4° **Les Plantes médicinales dans le département de l'Aveyron**, par MM. Benezech et C. Toulouse (épuisé).

5° **Notice sur les Plantes médicinales et à Essences de l'Hérault**, par MM. A. Juillet et J. Rodie (épuisé).

6° **Les Plantes médicinales dans le département de l'Aude**, par MM. Marty et L. Sarcos (épuisé).

7° **Les Plantes médicinales dans le département du Gard** (épuisé).

8° **Les Plantes thérapeutiques du Puy-de-Dôme**, par MM. Huguet et Perrin. Prix : **2** fr. »

9° **Les Plantes médicinales des Pyrénées-Orientales**, par M. A. Juillet (épuisé).

10° **Les principales Plantes médicinales du Massif central** par MM. Huguet, Perrin et Garnaud .... Prix : **2** fr. **50**

11° **Les Plantes médicinales en Alsace-Lorraine**, par M. P. Lavialle........ Prix : **2** fr. **50**

12° **Les Plantes médicinales des Hautes-Alpes**........ Prix : **1** fr. **50**

13° **Le Comité départemental de l'Aveyron aux ramasseurs de Plantes médicinales sauvages**........ Prix : **1** fr. »

14° **La Culture du Pyrèthre de Dalmatie**, par MM. A. Juillet et P. Roucher (épuisé).

15° **Aux récolteurs des Plantes médécinales**, par le Sous-Comité départemental d'Eure-et-Loir........ Prix : **1** fr. »

16° **Les Plantes médicinales de Bretagne**, par L. Daniel .... Prix : **1** fr. »

17° **Répertoire des Plantes Médicinales de l'Afrique du Nord**, par le Comité régional d'Algérie........ Prix : **5** fr.

Autres travaux publiés sous les auspices de l'Office et du Comité interministériel.

1° **Le Comité interministériel des Plantes médicinales et des Plantes à essences** : son histoire, son but, ses moyens d'action (épuisé).

2° **Catalogue méthodique des Plantes officinales et des Drogues médicamenteuses**, dressé d'après les éditions de la Pharmacopée française, par MM. L. Bruntz et M. Jaloux. Prix : **5** fr. »

3° **Premier Congrès national de la culture des Plantes médicinales**, tenu à Angers, le 23 juillet 1919, par MM. Elbel et Poher........ Prix : **5** fr. »

4° **Rapport sur la culture des arbres à Quinquina**, par M. Philippe.

5° **Le Pyrèthre : culture, récolte, préparation**, par MM. A. Juillet et Ch. Pasquet (épuisé).

6° **Culture de la Marjolaine dans la région sfaxienne**, par M. P. Luciani (extrait du *Bulletin des Sciences pharmacologiques*).

7° **Le Rôle du Personnel enseignant dans la récolte des Plantes Médicinales sauvages** par M. Toulouse........ Prix : **2** fr. »

8° **Le Savon-Pyrèthre** par MM. Juillet, Galavielle et Ancelin (épuisé).

9° **Pyrèthre insecticide**, par MM. le Dr Ph. Bretin et Cl. Abrial (épuisé).

10° **Deuxième Congrès national de la Culture des Plantes médicinales**, tenu à Bourges, le 18 juin 1922, par MM. Llaque et Poher (épuisé).

11° **« Nos Plantes médicinales de France »** (fiches en couleurs comprenant 4 séries de chacune 8 fiches)........ Prix : la série, **1** fr. **25**

12° **Compte-rendu du troisième Congrès national de la culture des Plantes médicinales**, tenu à Lille, les 17-21 juillet 1923, par MM. G. Blaque et F. Morvillez........ Prix : **10** fr. »

13° **Faisons des Plantes Médicinales**, par M. Bertin........ Prix : **1** fr. »

14° **Compte-rendu du Quatrième Congrès National de la Culture des Plantes médicinales** (30 Mai-7 Juin 1924), par M. G. Blaque........ Prix : **10** fr.

Publications de l'Office National des Matières Premières végétales pour la Droguerie, la Distillerie, la Pharmacie et la Parfumerie

Notice n° 1. — **La Lavande**, par M. H. HUMBERT. Prix : 2 fr. 50

— n° 2. — **L'Hydrastis canadensis L.**, par Em. PERROT et Mme V. GATIN. Prix : 2 fr. 50

— n° 3. — **Sur la culture de la Rose et du Jasmin et de quelques autres plantes à essences dans le Midi de la France**, par MM. DANIEL et MEUNISSIER... Prix : 1 fr.

— n° 4. — **Le Camphrier et ses produits**, par Em. PERROT et Mme V. GATIN. Prix : 5 fr.

— n° 5. — **La Gomme arabique, le Séné et quelques autres produits végétaux du Soudan anglo-égyptien** (Rapport de la Mission PERROT-ALLAND, février-mars 1920), 1 fascicule de 72 p. avec carte et 16 pl. hors texte. (épuisé).

— n° 6. — **Les efforts de l'Étranger pour la production des drogues végétales indigènes ou cultivées**, par Em. PERROT et G. BLAQUE. Prix : 4 fr. »

— n° 7. — **Une Mission d'études sur la Lavande et son industrie dans le Sud-Est de la France**, suivi d'un Rapport sur la Lavande, l'Aspic et leurs hybrides, par M. H. HUMBERT. Prix : 8 fr. »

— n° 8. — **Matière médicale indigène de l'Afrique du Nord**, par J. BOUQUET. (épuisé).

— n° 9. — **Compte-rendu de la Commission d'études de la Lavande**, réunie au Ministère du Commerce, le 11 mai 1921. (épuisé).

— n° 10. — **Sur les Productions végétales du Maroc, la Constitution du sol marocain et les influences climatologiques**, par MM. Em. PERROT et L. GENTIL. Prix : 25 fr. »

— n° 11. — **Les Menthes cultivées**. (épuisé)

— n° 12. — **Sur la variation et le rôle des alcaloïdes de la Belladone**, par J. RIPERT. Prix : 10 fr. »

— n° 13 — **Les Plantes à Thymol**, par G. BLAQUE. Prix : 10 fr. »

— n° 14. — **Le Thé**, par Em. PERROT. Prix : 6 fr. »

— n° 15. — **Sur la production des Plantes médicinales et des Plantes aromatiques en Afrique du nord**, par Em. PERROT. Prix : 2 fr. 50

— n° 16. — **Le Pyrèthre insecticide de Dalmatie**, par A. JUILLET. Prix : 12 fr.

— n° 17. — **Sur la Culture, en France, du Black-Mint de Mitcham**, par J. RIPERT, Prix : 3 fr. »

n° 18 — **La Culture des Plantes à parfum dans le Midi de la France**, par M. R. CERIGHELLI. Prix : 5 fr. »

— n° 19. — **Essais de culture en Tunisie du Frêne à Manne**, par P. LUCIANI Prix : 3 fr. »

— n° 20. — **Essai de destruction du Pou de corps ou de vêtements par les émulsions savonneuses d'oléo-résine de pyrèthre de Dalmatie**, par A. JUILLET et H. DIACONO. Prix : 3 fr. »

— n° 21. — **Culture de la Rhubarbe française**, par Cl. ABRIAL. Prix : 3 fr. »

NOS PLANTES MÉDICINALES DE FRANCE

Fiches en couleurs représentant nos principales plantes utiles et comportant, au verso de chacune, une notice pratique sur la plante étudiée : description, récolte, usages, etc....

Ont déja été publiées 4 séries de chacune 8 fiches.

Prix : la série, 1 fr. 25.

www.ingramcontent.com/pod-product-compliance
Lightning Source LLC
LaVergne TN
LVHW020043170826
845678LV00001B/406

* 9 7 8 2 3 2 9 6 9 1 1 6 9 *